Krebs

VERSTEHEN UND ACHTSAM BEGLEITEN

EMPFOHLEN VON:
Deutsche Krebshilfe

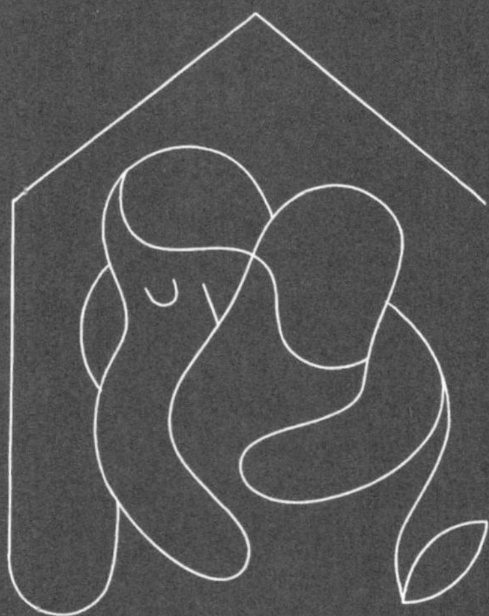

INHALT

Gender-Hinweis: *Die in diesem Buch verwendeten Personenbezeichnungen beziehen sich gleichermaßen auf weibliche, männliche und diverse Personen. Auf eine Doppelnennung und gegenderte Bezeichnungen wird zugunsten einer besseren Lesbarkeit verzichtet.*

Im Mittelpunkt der Mensch

VORWORT DER DEUTSCHEN KREBSHILFE
HELFEN.FORSCHEN.INFORMIEREN.

Wenn aus Vater, Tochter, Partnerin, Freund oder Kollegin plötzlich ein Krebspatient wird, kann dies auch für das soziale Umfeld sehr belastend sein. Wahrscheinlich halten Sie diesen Ratgeber gerade in den Händen, weil Sie selbst mit der Krebserkrankung einer Freundin oder des Ehepartners konfrontiert sind und diese Situation Sie sehr belastet.

Heute leben allein in Deutschland rund 4,5 Millionen Menschen mit oder nach Krebs – Männer, Frauen, Kinder und Jugendliche. Rechnet man die Familien und Freunde dazu, so sind in unserem Land viele Millionen Menschen von Krebs betroffen. Doch die Probleme und Nöte der Zugehörigen stehen immer noch zu selten im Fokus bei der Betreuung von Krebspatientinnen und -patienten: In einer Zeit, in der die Angehörigen stark sein wollen, werden oft Sorgen zu ihrem alltäglichen Begleiter. Auch sie haben Fragen: Wie geht es nun weiter? Wie kann ich helfen? Und dann ist da noch die große und oft unausgesprochene Angst, den geliebten Menschen zu verlieren.

Angehörige können viel dazu beitragen, dass sich Betroffene nicht allein fühlen. Aber sie können keine Therapie ersetzen – sie können unterstützen, Mut machen, motivieren. Dieser Ratgeber richtet sich an die betreuenden und pflegenden Angehörigen. Er informiert seriös und leicht verständlich, wie Krebserkrankungen entstehen können und welche Behandlungsmöglichkeiten zur Verfügung stehen.

Es wird erläutert, mit welchen körperlichen und psychischen Reaktionen Angehörige konfrontiert sein können, wo sie Antworten und Hilfe erhalten – auch bei finanziellen und rechtlichen Fragen – und was sie selbst tun können, um gesund zu bleiben. Zahlreiche Tipps zur Kommunikation sowie verschiedene Checklisten und kleine Übungen machen ihn zu einem praktischen Begleiter für den Alltag. Erfahrungsberichte von pflegenden Angehörigen erweitern den Blick. Hilfreiche Adressen von Unterstützungsangeboten vervollständigen diesen Leitfaden.

Auch die *Deutsche Krebshilfe*, eine der bundesweit wichtigsten Organisationen zur Krebsbekämpfung in Deutschland, kümmert sich mit vielen von ihr geförderten Projekten und Initiativen um die Belange der Angehörigen.

Ich wünsche Ihnen, liebe Leserinnen und Leser, eine informative Lektüre und hoffe, dass sie Sie ermutigen wird, sich Hilfe zu suchen, über Ihre Ängste und Sorgen zu sprechen und den Austausch mit Gleichbetroffenen zu suchen.

Gerd Nettekoven

50 Jahre Deutsche Krebshilfe
HELFEN. FORSCHEN. INFORMIEREN.

GERD NETTEKOVEN

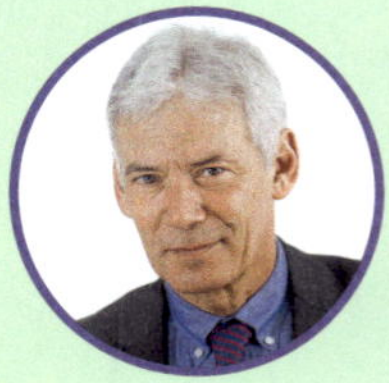

Vorstandsvorsitzender der Deutschen Krebshilfe
www.krebshilfe.de

Einführung der Autorin

Seit Längerem hatten mein Mann und ich geahnt, dass etwas nicht in Ordnung ist. Und ich erinnere mich gut an den Moment, als aus dem Verdacht plötzlich Gewissheit wurde: Mein Mann hat Krebs! Die Diagnose traf uns hart. Dazu kamen die vielen Fragen: Wie geht es jetzt weiter? Wie sicher ist, dass die Behandlung wirklich anschlägt? Wie sagen wir es unseren damals acht, elf und dreizehn Jahre alten Kindern? Das ist nun acht Jahre her. Meinem Mann geht es wieder gut. Aber die Zeit mit dem Krebs hat uns als Familie geprägt.

Wenn Sie diesen Ratgeber in Händen halten, haben Sie wahrscheinlich ebenfalls erste Erfahrungen mit dieser Erkrankung gemacht. Vielleicht haben Sie geahnt, dass ein Ihnen nahestehender Mensch betroffen ist. Oder die Diagnose steht bereits fest und Sie suchen einen Weg, um die Ihnen nahestehende betroffene Person zu begleiten. So eine Nachricht bringt nicht nur die Lebensplanung des erkrankten Menschen durcheinander. Krebs trifft die ganze Familie. Auf dem Weg mit der Krankheit passiert für alle viel Herausforderndes.

Dieser Ratgeber möchte Ihnen dabei zur Seite stehen und Mut machen, den Betroffenen im Alltag zu unterstützen und zusammen stark zu bleiben. Er vermittelt Ihnen wertvolle Informationen über die Erkrankung, gibt einen Überblick über gängige Therapien und erklärt, wie man etwa lernt, mit der Angst umzugehen. Wissen, das helfen kann, den Schock zu überwinden und nach vorne zu schauen.

Krebs ist eine ernst zu nehmende, manchmal lebensbedrohliche Erkrankung. Doch die Medizin hat in den vergangenen Jahrzehnten enorme Fortschritte gemacht. Krebszellen sind besser erforscht und lassen sich gezielter attackieren. Das bedeutet auch bessere Heilungschancen oder deutlich mehr Jahre mit guter Lebensqualität für immer mehr Patientinnen und Patienten.

Ihre Rolle als Begleitperson ist dabei nicht zu unterschätzen. Angehörige, Freunde und Menschen aus dem sozialen Umfeld können dem Betroffenen Halt geben und ihm helfen, die Zeit zu überstehen, und ihn auffangen, wenn etwas mal nicht so gut läuft. Wie eine Bank im Garten, auf der man Platz nehmen und sich einen Moment ausruhen und einen Schluck Tee trinken kann.

Es ist deshalb wichtig, dass Sie auch auf sich gut achtgeben. Wer an Krebs erkrankte Menschen begleiten möchte, braucht selbst viel Kraft und Geduld. Denn der gemeinsame Weg mit der Krankheit ist lang, manchmal länger, als man denkt. Unterwegs sollten Sie einen achtsamen Blick für die schönen Momente des Lebens behalten. Dies wünsche ich Ihnen von Herzen.

CLAUDIA RÖTTGER

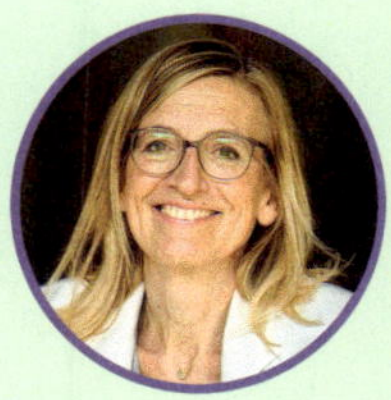

ist Journalistin und Apothekerin. Als Chefredakteurin verantwortete sie 22 Jahre lang den *Senioren Ratgeber*, das Schwestermagazin der *Apotheken Umschau*. Seit Juni 2023 kümmert sie sich um neue Produktentwicklungen im Wort & Bild Verlag. Die Themen Gesundheit und gute Betreuung im Alter und Pflege liegen ihr besonders am Herzen.

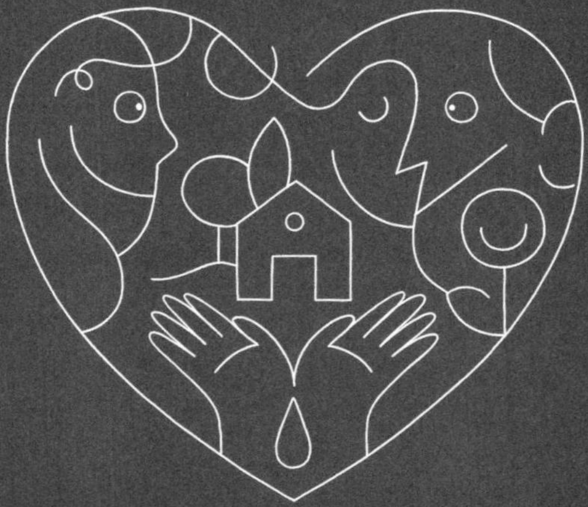

1

Krebs – mehr Wissen hilft

DIE VERÄNDERUNGEN VERSTEHEN

Krebs ist eine ernst zu nehmende Krankheit

Die Diagnose Krebs trifft hart. Sie ist ein einschneidendes Lebensereignis für den erkrankten Menschen, aber auch für sein soziales Umfeld, mit dem vermutlich niemand gerechnet hat. Alles wird gefühlt auf den Kopf gestellt. Die bisherige Lebensplanung der Familie oder in einer Partnerschaft gerät von einem Tag auf den anderen durcheinander. Deshalb dauert es sicher eine Weile, bis bei dem Betroffenen und Ihnen als enge Bezugsperson tatsächlich ankommt, was diese erschütternde Nachricht bedeutet, und sie beide wieder ein bisschen Boden unter den Füßen gewinnen.

Trotzdem sollten Sie versuchen, Ruhe zu bewahren. Wenn es darum geht, eine schwierige Situation zu meistern, hilft Panik nicht weiter. Eine Krebserkrankung ist in den allermeisten Fällen kein Notfall. Entscheidungen müssen in der Regel nicht sofort getroffen werden. Die Behandlung muss nicht innerhalb weniger Tage beginnen. Ausnahmen bilden akute Leukämien, die sich plötzlich verschlechtern können. Auch bei lebensbedrohlichen Beschwerden wie Atemnot oder Blutungen ist schnelles Handeln angezeigt. Abgesehen davon bleibt genügend Zeit zu überlegen, wie es weitergehen kann und soll. Dazu gehört, mit den Fachleuten zu sprechen, sich rundum zu informieren und erst dann die notwendigen Schritte einzuleiten.

Dass es sich bei Krebs um eine ernst zu nehmende Erkrankung handelt, steht außer Frage. Sie kann die Lebensqualität stark einschränken und das Leben verkürzen. Die Krankheit wirkt sich aus auf die sozialen Beziehungen und den gemeinsamen Alltag, der nicht mehr so leicht von der Hand geht. Auch die Arbeitsfähigkeit des erkrankten Menschen kann für gewisse Zeit oder auf Dauer beeinträchtigt sein. Viele Betroffene und Angehörige sorgen sich daher auch, wie sie die Zeit finanziell überstehen.

Von allein heilt eine Krebserkrankung nicht (siehe Kasten unten). Abwarten ist deshalb keine gute Idee. Reden Sie Ihrem Angehörigen gut zu, die Krankheit nicht auf die leichte Schulter zu nehmen oder sogar auszusitzen. Je früher Ihr Angehöriger professionelle Hilfe sucht, umso besser.

Vier Mythen über Krebs – und was stimmt

Auch wenn die Krankheit in der Öffentlichkeit heute präsenter ist, herrschen immer noch Vorurteile. Fakten über Krebs werden oft missverstanden. So kursieren eine Menge Halbwahr-

SPONTAN GEHEILT!?

Krebspatienten, die ohne Behandlung wieder gesund werden, machen immer wieder mal Schlagzeilen. Im Nachhinein erweisen sich viele solcher angeblichen Spontanheilungen als falsch. Dass die Krankheit von alleine einfach so verschwindet, ist extrem selten. Betroffene sollten nicht darauf hoffen. Möglicherweise verlieren sie dadurch wertvolle Zeit. Besser ist, beizeiten den Rat von Fachleuten zu suchen. Je früher eine individuell passende Behandlung beginnt, desto größer die Heilungschancen.

heiten. Zudem weckt kaum eine andere Krankheit so schnell Vorstellungen von schlimmen Schmerzen und Tod. Das alles macht es nicht einfacher in der ersten Zeit der Orientierung.

Mythos 1: Im Alter wächst Krebs langsamer

Wie schnell Krebs wächst, ist individuell verschieden und hängt von der Erkrankung ab. Manche Tumoren vergrößern sich nur langsam und bleiben auf das Organ der Entstehung begrenzt. Andere sind sehr aggressiv und streuen rasch – in jedem Alter. Auch bei sehr betagten Krebsbetroffenen kann es deshalb sinnvoll sein, baldmöglichst mit einer geeigneten Therapie zu beginnen.

Mythos 2: Zu viel Stress führt zu Krebs

Die Frage „Warum ich?" bringt Krebsbetroffene häufig dazu, über ihre persönlichen Stressoren im Leben nachzudenken. Machen Kummer und Ärger krank? Geben Stress oder belastende Beziehungen der Erkrankung Vorschub? Wissenschaftlich ist der direkte Einfluss von psychologischen Faktoren auf die Entstehung von Krebs nicht belegt. Auch die schon vor 2000 Jahren vom griechischen Arzt Hippokrates aufgestellte Annahme, dass Menschen mit gewissen Persönlichkeitszügen eher Krebs bekommen als andere, stützen Studien nicht.

Die seelische Verfassung spielt aber durchaus eine Rolle dabei, wie gesund wir leben und wie gut wir Krisen und Belastungen bewältigen. Wer sich dauerhaft gestresst fühlt, achtet womöglich weniger auf sich und neigt verstärkt zu ungesundem Verhalten. Man bewegt sich dann weniger, isst nicht mehr ausgewogen, trinkt oder raucht mehr oder vernachlässigt die Vorsorge in der ärztlichen Praxis. All das erhöht das Krebsrisiko (siehe Risiken ab Seite 22). Insofern

AUS DEM LEBEN

IN DEN KÖRPER HINEINHÖREN

Patrick D. wurde mit einem Hodenhochstand geboren. Jahre später wuchs dort der bösartige Tumor. Es folgten Operation und Chemotherapie. Geblieben ist Patrick D. die Angst, dass der Körper etwas entwickelt, das sich gegen einen richtet: „Ich bin eher der Typ, der viel in seinen Körper hineinhorcht. Die Krebserkrankung hat das verstärkt." 2018 war seine Behandlung abgeschlossen. Was jedoch blieb, waren Erektionsstörungen und Nervenschädigungen der Finger. Wenn es kalt ist, spürt er seine Fingerkuppen nicht. Seinen Job im Onlinemarketing will Patrick D. beenden und eine Auszeit nehmen. Challenges helfen ihm, gesteckte Ziele tatsächlich zu erreichen, etwa einen Monat keinen Alkohol zu trinken oder einen Halbmarathon zu laufen. Auf dem Blog krebskrampf.de teilt er seine Erfahrungen.

lohnt es sich, Stressbelastungen besser in den Griff zu bekommen oder am besten ganz zu vermeiden.

Mythos 3: Krebs ist ein Todesurteil

Krebs muss heute kein Todesurteil mehr sein. Wer die Diagnose bekommt, hat gute Chancen, vollständig geheilt zu werden oder zumindest noch viele Jahre zu leben. Bei der Behandlung hat die Medizin riesige Fortschritte gemacht. Manche Forschende sprechen sogar von einer Revolution. Das liegt an neuen Medikamenten, zielgerichteten, personalisierten Therapien, schonenderen Eingriffen und verfeinerten Bestrahlungsverfahren. Auch moderne Methoden, Krebs frühzeitig zu erkennen, tragen dazu bei. Was sich ebenfalls positiv auswirkt: Immer mehr Frauen und Männer gehen regelmäßig zu Früherkennungsuntersuchungen. Viele Krebserkrankungen können so frühzeitig entdeckt sowie rasch und erfolgreich behandelt werden.

Mythos 4: Bei Krebs versagt die Früherkennung

Krebsfrüherkennung verhindert keinen Krebs. Aber sehr viele Krebserkrankungen lassen sich im frühen Stadium erfolgreicher behandeln, als wenn sie erst im fortgeschrittenen Stadium mit dem Auftreten von Beschwerden festgestellt werden. Früherkennung kann deshalb Leben retten: Bei einer Darmspiegelung können zusätzlich Vorstufen von Krebs entdeckt und gleich entfernt werden, ehe sie entarten. An Gebärmutterhalskrebs erkranken in Deutschland jährlich rund 4600 Frauen. Durch einen Abstrich bei der Frauenärztin oder beim Frauenarzt lassen sich Zellveränderungen frühzeitig erkennen und behandeln. Für eine ganze Reihe von Krebsfrüherkennungsuntersuchungen übernimmt die Krankenkasse die Kosten (siehe Seite 54).

Aber nicht bei jedem Tumor bringt ein vorsorglicher Check gesundheitliche Vorteile. Der Eierstock-Ultraschall etwa ist eine individuelle Gesundheitsleistung (= IGeL), die die Patientin selbst bezahlen muss. Nur bei Beschwerden wird die Untersuchung empfohlen und von der Kasse bezahlt. Wichtig: Frauen wie Männer sollten sich ärztlich beraten lassen, um eine informierte Entscheidung in Bezug auf Vorsorgeangebote treffen zu können.

Wie Krebs entsteht

Warum trifft es ausgerechnet meinen Herzensmenschen? Per Zufall? Ist es einfach Schicksal, dass Sie sich jetzt mit dem Thema beschäftigen müssen? Diese oder ähnliche Fragen gehen Ihnen vermutlich gerade durch den Kopf. Wie Krebs entsteht, ist ein komplexer Vorgang. Doch Expertinnen und Experten verstehen immer besser, was dabei vor sich geht. Krebs entwickelt sich nicht von heute auf morgen. Die krank machenden Veränderungen im Körper passieren schrittweise. Mitunter vergehen viele Jahre, bis die Erkrankung nachweisbar ist.

Von der gesunden Zelle zur Krebszelle

Vereinfacht gesagt: Krebs entsteht, wenn Zellen sich unkontrolliert vermehren, weil ihre Erbinformation Schaden genommen hat. Solche Veränderungen in den Genen können aus verschiedenen Gründen auftreten: Manche passieren zufällig bei der Zellteilung und beim Kopieren der Erbinformation. Auch ein ungesunder Lebensstil und Umwelteinflüsse können das Erbgut so verändern, dass sich aus gesunden Zellen irgendwann Krebszellen entwickeln. In seltenen Fällen sind Schädigungen in den Genen angeboren. Je nach Krebsart spielen diese Einflüsse eine kleinere oder größere Rolle.

WARUM ZELLEN SICH TEILEN

Aus biologischer Sicht ist die Zellteilung wichtig. Sie dient der Regeneration, etwa wenn man sich verletzt und durch Zellteilung neue Hautzellen wachsen. Ein Beispiel: Wenn wir uns beim Kochen in den Finger schneiden, sorgen die Hautzellen für Nachschub. Sie beginnen, sich zu vervielfachen. Aus einer Zelle entstehen zwei identische Tochterzellen. Und so weiter. So entsteht neue Haut, und die Schnittwunde schließt sich wieder.

Krebs beginnt also in den Zellen. Zellen sind die kleinsten Bausteine des menschlichen Körpers. Sie bilden zusammen das Gewebe, Muskeln und Knochen sowie Organe. Tagtäglich teilen sich milliardenfach Zellen im Körper (siehe Kasten links). So entstehen immer wieder neue Zellen. Wenn Zellen sich teilen, wird die Erbinformation in den Genen kopiert. Das geschieht nach festen Regeln und klappt normalerweise problemlos. Je älter wir werden, desto wahrscheinlicher ist es jedoch, dass bei der Teilung und der Entsorgung von Zellen irgendetwas schiefgeht und zelleigene Reparatur- und Erneuerungssysteme nicht mehr in der Lage sind, beschädigte Zellen zu vernichten. Auch deshalb betrifft Krebs überwiegend ältere Menschen. Zellen mit einer Veränderung in den Genen (= Mutation) verhalten sich anders als gesunde. Sie vermehren sich schnell und unkontrolliert und erfüllen nicht mehr ihre speziellen Aufgaben im Körper. Krebszellen verfügen außerdem über raffinierte Möglichkeiten, sich im Körper zu verstecken. Manche tarnen sich zum Beispiel als gesunde Zellen. Manche schaffen es auch, das Immunsystem zu unterdrücken. Das macht es dem Körper schwer, die Krebszellen aufzuspüren und zu entsorgen.

Da sich Krebszellen nicht alle gleich verhalten, verläuft auch jede Krebserkrankung anders. Es gibt Zellen, die bilden Wucherungen und verdrängen gesundes Gewebe nur, andere zerstören es. Manche lösen sich aus dem Zellverbund und wandern über das Blut, die Lymphbahnen oder die Bauchhöhle in andere Organe und Gewebe. Dort bilden sie eine oder mehrere neue Geschwulste (= Metastasen). Es gibt auch Krebszellen, die keine Geschwulste bilden. Sie entstehen aus Blutzellen oder ihren Vorläufern.

Krebs ist nicht gleich Krebs

Wussten Sie, dass es mehr als 300 verschiedene Arten von Krebs gibt? Ganz zu schweigen von den Unterformen. Krebs hat viele Gesichter. Und selbst bei gleicher Krebsart können die Eigenschaften des Tumors variieren. Unter Krebs verstehen Fachleute also nicht nur eine einzige Krankheit. Tumor heißt einfach Neubildung von Körpergewebe. Ärztinnen und Ärzte unterscheiden gut-, halbbösartige und bösartige Tumoren. Wie eine Wucherung einzuordnen ist, spielt eine große Rolle für den weiteren Verlauf und dafür, welche Behandlung infrage kommt und wie die Aussichten auf Genesung einzuschätzen sind. Außerdem ist jeder Mensch anders. Der Allgemeinzustand, das Alter, zusätzliche Erkrankungen, all das spielt mit, wenn es darum geht, einzuschätzen, was die Diagnose im Einzelfall bedeutet.

Wer ist besonders gefährdet?

Etwa eine halbe Million Menschen erkranken in Deutschland jedes Jahr neu an Krebs. Das liegt an der wachsenden und immer älter werdenden Gesellschaft, aber auch an Lebensstilfaktoren. Auch immer jüngere Menschen sind betroffen.

Frauen haben am häufigsten Brust-, Darm- und Lungenkrebs, Männer am häufigsten Prostata-, Lungen- und Darmkrebs (siehe Kasten Seite 21). Dabei ist Brustkrebs keine Krankheit, die nur Frauen trifft. Eine von acht Frauen bekommt statistisch gesehen im Lauf ihres Lebens die Diagnose – im Schnitt mit 65 Jahren. Jährlich erkranken aber auch etwa 700 Männer in Deutschland daran. Das entspricht etwa einem Prozent der Brustkrebsfälle. Belegt ist auch: Weil heutzutage mehr Frauen rauchen, bekommen inzwischen genauso viele Frauen unter 50 Jahren Lungenkrebs wie gleichaltrige Männer. Manches ist für die Forschenden aber noch ein Rätsel. Etwa, warum insgesamt mehr Männer als Frauen zu den Krebsbetroffenen zählen. Welche Rolle die Geschlechtsunterschiede genau spielen, müssen erst weitere Studien klären.

Mehr ältere Menschen betroffen

Zum Zeitpunkt der Diagnose haben viele Krebsbetroffene den 50. Geburtstag lange hinter sich. Mehr als die Hälfte (54 Prozent) aller Krebsbetroffenen sind bei der Erstdiagnose zwischen 60 und 79 Jahre alt, belegt eine statistische Erhebung. Fast alle Krebsarten treten bei älteren Menschen sehr viel häufiger auf als bei jüngeren. Zum einen summieren sich ungesunde Verhaltensweisen wie Rauchen, Übergewicht oder Bewegungsmangel im Lauf eines langen Lebens. Zum anderen passieren mit zunehmendem Lebensalter öfter zufällige Genveränderungen in den Körperzellen.

Aber auch Jüngere gehören zu den Betroffenen. Jedes Jahr erkranken in Deutschland etwa 1600 Kinder und Jugendliche unter 15 Jahren und etwa 17 000 junge Erwachsene an Krebs. Besonders häufig kommen Leukämien (= Blutkrebs) vor. In der Altersgruppe unter 18 Jahren machen sie etwa ein Drittel aller Krebserkrankungen aus, gefolgt von Tumoren des zentralen Nervensystems (wie Hirntumoren) und von Lymphomen (Tumoren des lymphatischen Systems). Wenn es Kinder und junge Menschen trifft, ist das für Angehörige besonders herausfordernd.

Die Erkrankten sind noch in der Ausbildung, starten gerade ihre berufliche Karriere oder gründen eine Familie. Da gilt es die Situation in der Schule, im Studium oder im Job zu regeln oder den finanziellen Engpass durch die berufliche Unterbrechung zu stemmen. Einige Krebstherapien können zu Unfruchtbarkeit führen. Auch das wirft oft viele Fragen auf. Für wen die Familienplanung noch nicht abgeschlossen ist, dem wird angeboten, vor Therapiebeginn Eizellen oder Sperma zu entnehmen und für einen späteren Kinderwunsch einzufrieren. Die meisten Krankenkassen übernehmen die Kosten dafür. Die gute Nachricht ist: Rund 80 Prozent der jungen Krebspatientinnen und -patienten können langfristig geheilt werden.

Wie sind die Heilungschancen?

Auch bei älteren Betroffenen sind viele Krebserkrankungen heute sehr gut heilbar. Je frühzeitiger sie erkannt werden, desto besser. Um eine verlässliche Aussage über die Heilungschancen zu treffen, ist neben dem Erkrankungsstadium vor allem die Krebsart entscheidend.

In Deutschland gibt es Krebsregister, die Daten über die Häufigkeit, den Verlauf und die Überlebenszeiten von Krebserkrankungen sammeln und auswerten. Diese helfen Forschenden, die Patientenversorgung noch besser zu machen. Die Statistik zeigt: Sehr große Chancen auf eine

DIE ZEHN HÄUFIGSTEN KREBSARTEN

In Deutschland erkrankten 2020 rund 493 000 Menschen neu an Krebs, davon 231 000 Frauen und 262 000 Männer.
Am häufigsten betroffen sind Brust, Prostata, Lunge und Darm.

PROZENTUALER ANTEIL AN ALLEN KREBSNEUERKRANKUNGEN BEI FRAUEN

1	Brust	30,5
2	Darm	10,5
3	Lunge	9,8
4	Malignes Melanom der Haut	4,9
5	Gebärmutterkörper	4,7
6	Bauchspeicheldrüse	4,3
7	Non-Hodgkin-Lymphome	3,6
8	Eierstöcke	3,1
9	Leukämien	2,4
10	Magen	2,3

PROZENTUALER ANTEIL AN ALLEN KREBSNEUERKRANKUNGEN BEI MÄNNERN

1	Prostata	25,1
2	Lunge	13,0
3	Darm	11,0
4	Harnblase	4,8
5	Malignes Melanom der Haut	4,7
6	Non-Hodgkin-Lymphome	3,9
7	Bauchspeicheldrüse	3,9
8	Nieren	3,6
9	Mundhöhle und Rachen	3,5
10	Magen	3,5

Quelle: Zentrum für Krebsregisterdaten, Robert Koch-Institut (= RKI)

erfolgreiche Behandlung haben Männer mit Hoden- oder Prostatakrebs, Frauen mit Brustkrebs sowie Menschen mit schwarzem Hautkrebs oder Schilddrüsenkrebs. Für diese Erkrankungen, sofern sie sich in einem frühen Stadium befinden, betragen die Überlebensraten statistisch mehr als 80 Prozent. Das bedeutet am Beispiel Brustkrebs: 80 von 100 Frauen mit noch nicht metastasiertem Brustkrebs werden geheilt. Nach ihrer Behandlung haben sie keine geringere Lebenserwartung als andere Frauen. Was die Prozentzahlen im Einzelfall bedeuten, hängt jedoch auch von individuellen Faktoren ab. Dazu gehört etwa der Allgemeinzustand des Patienten, ob ein Tumor komplett entfernt werden konnte oder ob es Metastasen gibt. Bei Krebsarten wie

WIE STEHEN DIE ÜBERLEBENS-CHANCEN?

Eine Antwort gibt die sogenannte Fünf-Jahres-Überlebensrate. Das ist eine statistisch berechnete Prozentzahl aus den Daten vieler Betroffener mit einer Krebsart. Sie sagt, wie viele von ihnen nach den ersten fünf Jahren nach der Diagnose noch leben. Danach werden Rückfälle meist unwahrscheinlicher.

Bauchspeicheldrüsen- oder Leberkrebs, bei denen, statistisch gesehen, nur geringe Chancen (= 10 bis 15 Prozent) bestehen, länger als fünf Jahre zu überleben, bleibt dem Einzelnen trotzdem die Hoffnung, zu den Überlebenden zu gehören. Im Fall Ihres Angehörigen kann der behandelnde Arzt am besten einschätzen, welche Aussichten bestehen.

Das Risiko verringern

Neue Erkenntnisse aus der Wissenschaft bringen etliche Vorteile für Patienten. Zum einen entwickeln Forschende neue, innovative Ansätze für die Behandlung einer Krebserkrankung, unter der weltweit Millionen von Menschen leiden. Zum anderen können sie heute konkret sagen, was es wahrscheinlicher macht, zu erkranken. Im Umkehrschluss bedeutet das: Jeder von uns kann selbst etwas tun, um aktiv vorzubeugen. Ein gesunder Lebensstil hilft, das persönliche Risiko so gering wie möglich zu halten. Dies gilt insbesondere für häufige Krebsarten wie Lungen-, Darm-, Haut- und Brustkrebs. Wer konsequent darauf achtet, sammelt jedenfalls eine Menge Pluspunkte. Fachleute schätzen: Rund 40 Prozent aller Krebserkrankungen lassen sich durch einen gesunden Lebensstil verhindern. Dabei ist der Anteil von durch Screeningmaßnahmen vermeidbaren Krebsfällen noch nicht berücksichtigt. Trotzdem gibt es keinen hundertprozentigen Schutz vor Krebs. Das persönliche Risiko lässt sich nicht auf null senken, so sehr wir uns Tag für Tag um einen gesunden Lebensstil bemühen. Selbst wer sein Leben lang raucht und viel Alkohol trinkt, sich schlecht ernährt und keinen Sport treibt, hat zwar – statistisch gesehen – ein deutlich erhöhtes Risiko, erkrankt aber nicht zwangsläufig. Umgekehrt gibt es zum Beispiel Menschen, die nie geraucht haben und Lungenkrebs bekommen. Wer eine Krebsdiagnose erhält, ist also nicht einfach selbst schuld. Verschiedene Einflüsse und Ursachen wirken immer zusammen. Warum manche Menschen verschont bleiben, andere nicht, lässt sich bis heute nicht eindeutig beantworten.

Auch wenn Krebs oft Schicksal ist: Ärztinnen und Ärzte kennen heute viele Risikofaktoren. Manche lassen sich beeinflussen, andere nicht.

Vermeidbare Risiken

RAUCHEN

Tabakkonsum ist der größte Risikofaktor. Bei Männern sind zum Beispiel 89 Prozent aller Lungenkrebsfälle in Deutschland auf das Rauchen zurückzuführen, bei Frauen sind es 83 Prozent. Auch andere Krebsarten werden durch Nikotin und weitere im Tabakrauch enthaltene Substanzen begünstigt wie etwa Mund-, Speiseröhren-, Bauchspeicheldrüsen- oder Blasenkrebs. Menschen, die rauchen, haben ein doppelt so großes Risiko wie Nichtraucher, an Krebs zu sterben.

Gut zu wissen: Ein Rauchstopp lohnt sich immer und es ist nie zu spät dafür: Nach zehn Jahren hat sich etwa das Risiko für Lungenkrebs halbiert. Unterstützen Sie Ihren Angehörigen, mit dem Rauchen aufzuhören. Auch Passivrauchen ist gefährlich, weil es ebenfalls das Risiko für eine Krebserkrankung erhöht.

ALKOHOL

Je mehr und je öfter man Alkohol trinkt, desto höher ist das Risiko an Krebs zu erkranken. Etwa 14 000 Krebserkrankungen bei Männern und 6200 bei Frauen ließen sich 2022 auf Alkoholkonsum zurückführen. Darmkrebs macht mit 45 Prozent den größten Anteil aller durch Alkoholkonsum bedingten Krebsfälle aus, gefolgt von Krebs von Mundhöhle, Rachenraum und Speiseröhre sowie von Brust- und Leberkrebs.
Gut zu wissen: Am besten auf Alkohol verzichten. Alkohol in Kombination mit Tabakrauch erhöht das Krebsrisiko besonders stark.

FETTLEIBIGKEIT

Gefährlich ist vor allem das Bauchfett, das die inneren Organe umgibt und dauerhaft Entzündungsstoffe ausschüttet, was Krebs fördern kann. Bei Frauen sollte der Bauchumfang unter 80, bei Männern unter 94 Zentimetern liegen. Mehr als acht Prozent aller Krebsneuerkrankungen in Deutschland führen Forschende auf Übergewicht zurück, Tendenz steigend. Dazu gehören etwa Speiseröhren-, Bauchspeicheldrüsen-, Gallenblasen-, Dick- und Enddarmkrebs.
Gut zu wissen: Experten empfehlen eine abwechslungsreiche pflanzenbetonte Ernährung mit Gemüse der Saison, Hülsenfrüchten, Vollkornprodukten (siehe Ernährung Seite 98).

BEWEGUNGSMANGEL

Körperlich aktive Menschen erkranken seltener an Dickdarmkrebs. Ob man gezielt Sport treibt oder sich regelmäßig und viel im Alltag bewegt, scheint weniger wichtig zu sein. Auch für viele weitere Krebsarten vermuten Forschende Schutzeffekte durch Bewegung.

Gut zu wissen: Jeder Schritt zählt, nicht nur zur Vorbeugung, auch während und nach der Krebstherapie (siehe Seite 93).

INFEKTIONEN

Auf chronische Infektionen sind etwa vier Prozent der Krebsneuerkrankungen in Deutschland zurückzuführen, schätzen Fachleute. Das Humane Papillomvirus (= HPV) ist eine der Hauptursachen von Gebärmutterhalskrebs bei Frauen und von Peniskrebs bei Männern. Hepatitisviren B und C können Leberkrebs auslösen. Beim Lymphom steht das Eppstein-Barr-Virus im Verdacht. Eine Infektion mit dem Bakterium Helicobacter pylori kann Magengeschwüre auslösen. Diese führen in seltenen Fällen zu Magenkrebs, Helicobacter erhöht aber das Risiko dafür.

Gut zu wissen: Gegen manche Erreger kann man sich vorsorglich impfen lassen.

UV-STRAHLUNG/SCHADSTOFFE

UV-Überdosierung verursacht Schäden an der Erbinformation. UV-Strahlung ist deshalb der Hauptrisikofaktor für fast alle Arten von Hautkrebs. Auch der Kontakt mit Schadstoffen wie Asbest, Benzol oder Dioxin kann das Risiko für bestimmte Krebsarten erhöhen.

Gut zu wissen: Schadstoffe meiden. Auf UV-Schutz achten. Sonne tanken ist aber in Maßen wichtig: Nur so kann der Körper Vitamin D bilden.

Unvermeidbare Risiken

GENETISCHE VERANLAGUNG

In seltenen Fällen können Krebsarten erblich bedingt sein. Zum Beispiel bei der familiären adenomatösen Polyposis oder dem Lynch-Syndrom, die beide den Darm betreffen. Ein ande-

BESSER ÄRZTLICH ABKLÄREN LASSEN

Krebs ruft in einem sehr frühen Stadium in der Regel keine Beschwerden hervor. Es gibt aber Symptome, bei denen man hellhörig werden und die man ärztlich abklären lassen sollte, zum Beispiel:

- Unerklärlicher Gewichtsverlust
- Nachtschweiß, wiederholte Fieberschübe
- Neu auftretende, unerklärliche Schmerzen
- Anhaltende Müdigkeit und Abgeschlagenheit
- Seh- und Hörstörungen
- Chronischer Husten
- Blut im Stuhl und Veränderungen beim gewohnten Stuhlgang
- Blut im Urin, unterbrochener Harnfluss
- Auffällige Scheidenblutungen, besonders nach den Wechseljahren
- Wiederkehrende Übelkeit oder Erbrechen
- Veränderung der Haut, Leberflecken und Warzen in Größe, Form und Farbe
- Wucherungen der Haut, Verhärtungen
- Vergrößerte Lymphknoten
- Wunde, die nicht heilt

res Beispiel: Veränderungen in den Brustkrebsgenen BRCA1 und BRCA2 können zu Brust- und Eierstockkrebs führen. **Gut zu wissen:** Erst ein Gentest bringt Gewissheit. Oft dauert es, bis ein Ergebnis vorliegt. Unterstützung finden betroffene Familien zum Beispiel in humangenetischen Beratungszentren. Unbedingt vorher ausführlich beraten lassen.

LUFTVERSCHMUTZUNG

Feinste Staubpartikel, die bei Verbrennungsprozessen, aber auch durch verkehrsbedingte Emissionen wie Ruß und Reifenabrieb sowie durch komplexe Reaktionen in der Atmosphäre entstehen, können beim Einatmen tief in die Lunge eindringen und die Entstehung von Lungenkrebs begünstigen.

Gut zu wissen: Grenzwerte für Luftschadstoffe wie Feinstaub, Ozon und Stickstoffdioxid sollen vor gesundheitlichen Belastungen schützen. Orte mit starker Belastung am besten meiden, vor allem beim Sport. Wer an einem Verkehrsknotenpunkt wohnt: nicht zu Stoßzeiten lüften. Kein offenes Kaminfeuer und das Rauchen in Innenräumen unterlassen.

ZUFALL

Veränderungen in der Erbinformation (= Mutationen) können auch per Zufall passieren.

Gut zu wissen: Fehler bei der Zellteilung passieren, ob wir wollen oder nicht. Zufällige Mutationen können aber auch durch Rauchen beziehungsweise Passivrauchen entstehen. Diese lassen sich durch einen Rauchstopp vermeiden.

So wird die Diagnose gestellt

Falls Sie bei der Ihnen nahestehenden Person unerklärliche Beschwerden oder Warnzeichen für eine bösartige Erkrankung beobachten (siehe Kasten Seite 26), sollten Sie diese darin bestärken, sich an eine Ärztin oder einen Arzt zu wenden. Je früher ein Profi zurate gezogen wird, desto besser. Wer zu lange damit wartet, verliert eventuell wertvolle Zeit für die Behandlung.

Zuerst zum Hausarzt

Für die meisten Menschen ist die Hausarztpraxis die erste Anlaufstelle bei gesundheitlichen Problemen. Aus guten Gründen: Der Hausarzt ist meist sowohl mit der Patientengeschichte als auch mit der familiären Situation vertraut. Man kennt sich oft über Jahre. Zwar ist er in aller Regel nicht auf Krebs spezialisiert, aber in der Lage, die Beschwerden einzuordnen und möglicherweise zunächst einmal andere Krankheiten auszuschließen. Hinter anhaltender Müdigkeit kann beispielsweise eine kranke Schilddrüse stecken, hinter Dauerhusten auch bestimmte Herz-Kreislauf-Medikamente, sogenannte ACE-Hemmer. Die körperliche Untersuchung, das

Überprüfen der einzunehmenden Arzneimittel sowie Blut-, Urin- oder Stuhltests gehören daher zum Routine-Check in der Hausarztpraxis.

Ein Netzwerk von Spezialisten

Um einen Krebsverdacht auszuschließen oder zu bestätigen, leiten Hausärzte den Betroffenen weiter. Die meisten von ihnen sind gut vernetzt. Sie kennen geeignete Fachpraxen und Klinikambulanzen in der Nähe, die das erforderliche Fachwissen mitbringen, um eine Diagnose zu sichern. Der Hausarzt bleibt aber wichtiger Ansprechpartner im Lauf der Krankheit, etwa für die heimatnahe Nachsorge und die Langzeitbetreuung. Darüber hinaus behält er die Gesundheit der gesamten Familie im Blick und kümmert sich auch oft

IN 4 SCHRITTEN ZUR DIAGNOSE

1. Der erste Schritt führt meist in die **HAUSÄRZTLICHE PRAXIS.** Der Hausarzt fragt den Patienten genau nach seinen Beschwerden (= Anamnese), untersucht ihn, nimmt bei Bedarf eine Blut-, Stuhl- oder Urinprobe und checkt die Medikamente.

2. Um einen Krebsverdacht auszuschließen oder zu bestätigen, überweist der Hausarzt den Patienten an einen **FACHARZT** für weitere Untersuchungen, bei Verdacht auf Darmkrebs zum Beispiel an einen Magen-Darm-Spezialisten (Gastroenterologe).

3. **BILDGEBENDE VERFAHREN** wie Ultraschall, CT oder Röntgen und endoskopische Untersuchungen, wie etwa eine Magenspiegelung, helfen, die Diagnose zu sichern. Oft ist die Entnahme von **GEWEBEPROBEN** (= Biopsie) nötig, um den Tumor genau zu diagnostizieren.

4. Der Facharzt erläutert die Ergebnisse und bespricht mit dem Betroffenen, **WIE ES NACH DER DIAGNOSE WEITERGEHEN SOLL,** etwa welche Behandlung infrage kommt und wo diese stattfinden soll.

DER PERSÖNLICHE BLICK

*„Ich fühlte mich jetzt so, wie sich meine Patienten fühlen mussten, wenn sie mit einer Krebsdiagnose konfrontiert wurden …
Ich brauchte Hilfe. Jemanden, der diese Nachricht für mich übersetzte und mir erklärte. Ich brauchte einen kompetenten Kollegen.
Ich brauchte einen Freund."*

Mit 45 Jahren erkrankte der Onkologe **WOLFRAM GÖSSLING** an einem extrem seltenen Hautkrebs. In seinem Buch erzählt der in den USA praktizierende Arzt von seinen Erfahrungen („Am Leben bleiben", Rowohlt Verlag).

um nicht krebsbezogene Probleme sowie um Fragen rund um die häusliche Pflege.

Einen Facharzt, der für alle Krebserkrankungen gleichermaßen zuständig ist, gibt es in Deutschland nicht. Experten aus verschiedenen medizinischen Fachbereichen haben sich durch eine mehrjährige Weiterbildung qualifiziert, Krebsbetroffene zu betreuen. Je nachdem, welches Organ oder Gewebe verdächtig ist, zählen zum Beispiel Urologen und Frauenärzte, Magen-Darm-Spezialisten (= Fachärzte für Gastroenterologie) oder Hautärzte dazu. Egal ob es um die Blase, die Gebärmutter oder die Leber geht: Um festzustellen, ob ein Tumor gut- oder bösartig ist und wie weit er sich im Körper ausgebreitet hat, besprechen sich die Fachärzte bei Bedarf mit Kollegen und Spezialisten für die jeweilige Tumorerkrankung. Krebs ist eine komplexe Krankheit und erfordert oft die Zusammenarbeit verschiedener Profis. Das gilt vor allem dann, wenn es um die richtige Behandlung geht. Aber schon bei der Diagnose ist das Wissen aus verschiedenen Fachbereichen gefragt, etwa von Radiologen und Nuklearmedizinern oder von Pathologen, welche die Gewebeproben genauer untersuchen. Denn nur mit einer genauen Diagnose ist es möglich, die bestmögliche Behandlung in die Wege zu leiten.

Weiterführende Diagnoseverfahren

Manchmal sind Auffälligkeiten mit bloßem Auge zu erkennen oder mit den Händen zu tasten. Sicher lässt sich jedoch erst mithilfe von weiteren Untersuchungen und bildgebenden Verfahren feststellen, ob eine gutartige Veränderung oder eine Krebserkrankung vorliegt. Die im Folgenden aufgeführten Verfahren kommen zum Einsatz:

BILDGEBENDE VERFAHREN

Stoßen Schallwellen auf ein Hindernis, werden sie reflektiert. Diesen Effekt nutzen Fachleute für die Diagnostik. Ertastet der Arzt etwa einen Knoten in der Schilddrüse, hilft eine Untersuchung per **Ultraschall (= Sonografie),** zu erkennen, ob es sich womöglich um einen bösartigen Tumor handelt. Bei Verdacht auf Brustkrebs erfolgt aber zumeist ein **Röntgenbild der Brust (= Mammografie)** – wie im Screening-Programm zur Brustkrebsfrüherkennung.

Auch eine **Computertomografie (= CT)** kommt infrage, um Tumoren genauer zu beschreiben – zur Erstdiagnose oder zur Verlaufskontrolle. Beim CT dreht sich eine Röntgenröhre um den Patienten. Die Untersuchung liefert sehr genaue Bilder des untersuchten Körperbereichs. Aus den Einzelbildern errechnet ein Computer Schnittbilder oder drei- und vierdimensionale Abbildungen des Gewebes.

Bei der **Magnetresonanztomografie (= MRT)** werden die Bilder mithilfe von Magnetfeldern erzeugt. Vereinfacht gesagt, senden dabei Wasserstoffatome im Körper Signale aus, die sich je nach Zusammensetzung des Gewebes unterscheiden. Die Untersuchung liefert oft genauere Bilder und ist im Gegensatz zum CT mit keiner Strahlenbelastung verbunden, ist aber aufwendiger und dauert länger. Beide Untersuchungen helfen, die Diagnose einer Krebserkrankung zu sichern. Außerdem liefern sie Hinweise auf die genaue Ausdehnung des Tumors und darauf, ob zum Beispiel schon Tochtertumoren (= Metastasen) bestehen. Ob ein CT oder ein MRT infrage kommt, entscheidet der Arzt. Bei manchen Fragestellungen bekommt man vorher ein Kontrastmittel verabreicht. Es hebt bestimmte Strukturen hervor und erleichtert die Auswertung.

Einige Erkrankungen lassen sich nur im Körperinneren verlässlich beurteilen. Bei der **Endoskopie** schieben Ärzte eine Sonde bis zu der Stelle, die untersucht werden soll. Ein Endoskop ist ein kleiner, flexibler Schlauch mit einer Lichtquelle, die während der Untersuchung Bilder auf einen Bildschirm überträgt. Am häufigsten kommt die Methode bei Magen- und Darmspiegelungen zum Einsatz, aber auch andere Organe wie Blase, Bronchien oder die Gebärmutter lassen sich auf diese Weise nach auffälligem Gewebe absuchen. Mithilfe des Endoskops ist es ebenfalls möglich, Gewebeproben zu entnehmen.

Bei der sogenannten Szintigrafie lassen sich unter anderem Knochenmetastasen aufspüren. Dabei bekommt der Patient eine kleine Menge sehr kurzlebiger radioaktiver Substanzen verabreicht, die sich in den Metastasen anreichern. Mithilfe einer speziellen Kamera können diese dann sichtbar gemacht werden.

Auch die Positronen-Emissionstomografie (= PET) macht sich die erhöhte Stoffwechselaktivität von Tumoren zunutze, denn bösartige Tumoren haben oft einen deutlich intensiveren Stoffwechsel als gutartige. Die Methode kann insbesondere dabei helfen, Knochenmetastasen zu erkennen, die sich irgendwo im Skelett gebildet haben. Das PET-Gerät misst die Strahlung und erstellt ein dreidimensionales Bild. Meist kommt ein PET nicht allein, sondern in Kombination mit einem CT zum Einsatz.

ENTNAHME EINER GEWEBEPROBE (= BIOPSIE)

Wenn mithilfe eines bildgebenden Verfahrens auffällige Veränderungen gefunden wurden, kann es sinnvoll sein, etwas Gewebe zu entnehmen. Eine Biopsie erfolgt zumeist mithilfe einer feinen Hohlnadel. Die Gewebeprobe ist nicht nur hilfreich, um zu erkennen, ob es sich bei dem verdächtigen Bereich tatsächlich um einen bösartigen Tumor handelt. Unter dem Mikroskop kann der Spezialist, in der Regel ein Facharzt für Pathologie, ermitteln, welche spezielle Tumorart vorliegt, genauer, welche Zellen entartet sind und einen Tumor gebildet haben. Das ist wichtig, um die für den jeweiligen Tumor beste Therapie festlegen zu können.

Die neuere Fusionsbiopsie kommt zum Beispiel bei Verdacht auf Prostatakrebs zum Einsatz. Dabei werden auf Bildern aus dem MRT vorab verdächtige Areale markiert

AUS DEM LEBEN

DEN KREBS ZUM PROJEKT MACHEN

Es war anfänglich ein normaler Tag, an dem Manfred B. wie immer viel gearbeitet hat. Ihm ging es gut bis auf heftige Rückenschmerzen, die ihn seit Monaten plagten. Am Abend passierte es: Dem Personalleiter schoss ein unbeschreiblicher Schmerz in den Rücken, er ging zu Boden und konnte sich nicht mehr bewegen. Diagnose: Wirbelbruch, ausgelöst durch ein Myelom, einen Blutkrebs, und infolgedessen eine Querschnittslähmung. Manfred B. ist seine Krankheit im April 2010 wie ein berufliches Projekt angegangen. Er hat Checklisten erstellt, die nächsten Schritte und seine Fragen an die Ärzte notiert, sich genau überlegt, mit wem er zu welchem Zeitpunkt kommuniziert, mit wem er etwa über seine Emotionen redet, und Zeitpläne und Ziele, falls nötig, angepasst. „Das strukturierte Vorgehen hat mir geholfen, gut durch die Behandlung zu kommen und für mich die Fäden in der Hand zu behalten“, sagt der heute 60-Jährige. In der Reha in Berchtesgaden blickte er täglich auf den Watzmann. „Ich stellte mir bildlich vor, wie ich diesen Berg wie früher besteige.“ Heute schafft Manfred B. im Schnitt mehr als 10 000 Schritte am Tag. Auf die Krankheit hätte er gerne verzichtet. Sie war aber auch Anlass, darüber nachzudenken, was er in seinem Leben verändern solle: „Keine leichte Aufgabe, aber eine, die mich letztendlich glücklicher und zufriedener gemacht hat.“

und dann mit Ultraschallbildern übereinandergelegt (= fusioniert). Dieses Kombiverfahren erlaubt es, auffälliges Gewebe zielgenauer mit einer Spezialnadel zu entnehmen.

LABORTESTS

Auch aus dem Blut und anderen Körperflüssigkeiten wie Urin lassen sich gewisse Informationen ziehen, denn einige Krebsarten hinterlassen bestimmte biologische Stoffe im Blut (= Tumormarker). Werden solche Marker gefunden, kann dies auf eine Krebserkrankung hindeuten. So bildet beispielsweise die Prostata den Marker PSA, das prostataspezifische

Antigen. Normalerweise finden sich im Blut des Mannes nur Spuren davon. Erhöhte PSA-Werte im Blut können auf ein Prostatakarzinom hinweisen. Sie können aber auch ganz andere Ursachen haben, etwa eine vergrößerte Prostata. Und nicht jeder Prostatakrebs führt zu erhöhten PSA-Werten, sodass die Bestimmung des PSA-Wertes umstritten ist. Für den Verlauf von Leberkrebs hingegen ist AFP wichtig, das Alpha-Fetoprotein. Erhöhte Werte können bedeuten, dass die Krankheit trotz Therapie nicht zum Stillstand gekommen ist. Neuerdings suchen Fachleute auch nach frei im Blut treibenden Tumorzellen (= circulating tumor cells, CTC) oder nach deren Erbgutschnipseln (= circulating tumor DNA, ctDNA). Mithilfe dieser **flüssigen Gewebeprobe** (= liquid biopsie) lässt sich zum Beispiel beurteilen, wie gut ein Patient auf eine Behandlung anspricht oder ob die Krankheit erneut ausgebrochen ist.

GENETISCHE TESTS

Diese kommen unter anderem in Betracht, wenn sich aus der Familiengeschichte Anhaltspunkte für eine erblich bedingte Krebserkrankung ergeben. In solchen Fällen kann das Blut auf die bekannten Gene untersucht werden. Die Tests dienen vor allem dazu, das Krebsrisiko einzuschätzen, um vorbeugende Maßnahmen ergreifen zu können, etwa um Frauen mit einem stark erhöhten Risiko für Brust- oder Eierstockkrebs identifizieren und beraten zu können.

Ihr Recht auf Aufklärung

Bis alle Befunde beisammen sind, vergeht oft einige Zeit. Das bedarf also ein bisschen Geduld. Keine Sorge, auf ein paar Tage kommt es nicht an. Aber eine genaue Diagnose

GUT VORBEREITET INS ARZTGESPRÄCH

Der Besuch beim Arzt setzt Betroffene oft unter enorme Anspannung. Umso wichtiger ist es auch für Sie als Begleitperson, sich gut vorzubereiten. Daran sollten Sie denken:

- **Machen Sie sich vorher klar, worum es bei dem Termin geht. Geht es um den ersten Befund oder um eine bereits begonnene Behandlung? Wer sich auf etwa fünf Fragen beschränkt, kann diese ausführlicher besprechen und weitere Fragen beim nächsten Mal klären.**
- **Beschwerden wie Schmerzen sollte der Betroffene so anschaulich wie möglich schildern – dazu gehören auch seelische Belastungen.**
- **Um nichts zu vergessen, sollten Sie vor dem Termin gemeinsam alle Fragen aufschreiben. Fragen Sie nach, wenn Sie etwas nicht verstehen.**
- **An Zettel und Stift denken! Sie dürfen sich im Gespräch Notizen machen, um die Informationen später nachlesen zu können.**
- **Bringen Sie alle relevanten Unterlagen mit. Hilfreich ist auch, wichtige Eckdaten in der Krankengeschichte zu kennen sowie Vorerkrankungen, Allergien und Unverträglichkeiten und die Dauermedikamente. Dazu gehören auch frei verkäufliche Präparate wie Nahrungsergänzungsmittel.**

ist wichtig, um die passende Behandlung zu finden. In den kommenden Wochen werden außerdem einige Arztbesuche anstehen. Zu wichtigen Terminen sollten Sie oder eine andere vertraute Person Ihren Angehörigen begleiten, sofern er dies wünscht. Zum einen kann dies eine wichtige emotionale Stütze sein. Zum anderen fällt es Betroffenen in der Aufregung oft schwer aufzunehmen, was der Arzt sagt, oder sie fühlen sich überhaupt überfordert. Zu zweit klappt es besser, an wichtige Dinge zu denken, um eine auf Informationen basierende Entscheidung zu treffen. Überlegen Sie gemeinsam, was Sie wissen wollen, und schreiben Sie Ihre Fragen auf. Es ist wichtig, dass Sie und Ihr Angehöriger verstehen, was auf

Sie zukommt. Fragen Sie daher nach, wenn Ihnen etwas unklar ist, und bitten Sie um eine kurze Erläuterung. Das ist Ihr gutes Recht – auch als Angehöriger. Der Arzt kann und soll bei Bedarf Arztbriefe, Befunde und Laborberichte laienverständlich erklären. Doch Aufklärung braucht etwas Zeit, die im hektischen Praxisalltag manchmal fehlt. Bitten Sie daher bei Bedarf um einen weiteren Termin.

Die Diagnose verstehen

Ob Metastase oder Mutation: Wer einen an Krebs erkrankten Menschen begleitet, wird auf diesem Weg vielen Fachbegriffen begegnen. Um etwa eine Geschwulst und deren aggressives Potenzial einzuordnen, nutzen Fachleute ein international verwendetes Schema: die sogenannte TNM-Klassifikation. TNM steht für Tumor (T), Nodes (N) und M (Metastasen). T bezieht sich auf den Ursprungstumor. Der Ursprungstumor kann zum Beispiel im Darm liegen – Betroffene haben also Darmkrebs. Das lateinische Wort „nodus" für Knoten beschreibt, ob Lymphknoten befallen sind oder

GUTE FRAGEN FÜR DAS ARZTGESPRÄCH

Diese Fragen sollten in dem Gespräch verständlich beantwortet werden:

- **Um welche Art von Krebs handelt es sich?**
- **Wie weit ist die Krankheit fortgeschritten?**
- **Welche Behandlungsmöglichkeiten gibt es in unserem Fall?**
- **Welchen Erfolg verspricht die Behandlung?**
- **Wie lange wird die Behandlung voraussichtlich dauern?**
- **Mit welchen Nebenwirkungen und Langzeitfolgen ist zu rechnen?**
- **Welche ergänzenden Therapien können hilfreich sein?**
- **Welche Informationen braucht der Arbeitgeber?**
- **Was passiert, wenn sich Ihr Angehöriger gegen die Behandlung entscheidet?**
- **Ist der Krebs erblich? Wenn ja, was bedeutet das für Verwandte und Kinder?**

nicht. M sagt, ob der Tumor gestreut hat und Absiedlungen (= Metastasen) in anderen Körperregionen festgestellt wurden. Zahlen bei den Buchstaben spiegeln die Größe und Ausbreitung des Tumors wider. Bei M0 gibt es keine Fernmetastasen an anderen Körperstellen, bei M1 sind welche vorhanden. T1 hingegen steht zum Beispiel für einen kleineren, T4 für einen größeren Tumor. N0 bedeutet, dass die Lymphknoten tumorfrei sind. Es gibt noch viel mehr Buchstaben, die das Geschehen im Körper beschreiben sollen. Beim Grading (= englisch für Abstufung), das durch eine Gewebeprobe ermittelt wird, werden Tumoren von G1 bis G4 eingeordnet: Je höher der Grad, desto weniger differenziert und bösartiger der Tumor. Auf Nachfrage wird Ihnen der Arzt erklären, was die vielen ergänzenden Abkürzungen im Befund bedeuten. All diese Kürzel zusammen transportieren auf einen Blick wichtige Informationen. Sie helfen den Fachleuten, den Verlauf abzuschätzen und einen individuellen Behandlungsplan zu erstellen.

Nicht bei jeder Krebsart kommt die TNM-Klassifikation zum Einsatz. Manchmal sind andere Methoden besser geeignet, das Erkrankungsstadium zu beschreiben. Bei Blutkrebs (= Leukämie) gibt es keinen Ursprungstumor. Bereits zu Beginn befinden sich Blutkrebszellen im ganzen Körper. Auch bei Gehirntumoren, die nur selten Metastasen in andere Organe streuen, ist das TNM-System weniger wichtig. Hier kommt es eher darauf an, wo im Gehirn der Tumor genau sitzt, aus welchen Zellen er besteht und wie weit er fortgeschritten ist.

Welche Behandlungsmöglichkeiten gibt es?

Sind alle notwendigen Untersuchungen abgeschlossen? Ist die Krebserkrankung charakterisiert und das Stadium der Erkrankung bekannt? Im nächsten Schritt geht es darum, ein Behandlungsziel zu formulieren und einen Therapieplan zu erstellen. Jede Krebstherapie sollte individuell angepasst und bestenfalls von einem breit aufgestellten Team aus Fachleuten begutachtet werden. In Kliniken und zertifizierten Zentren arbeiten Profis ganz verschiedener Spezialisierungen zusammen. In einer Tumorkonferenz (= Tumorboard) tauschen sie sich über jeden einzelnen Fall aus und besprechen, welches das individuell bestmögliche Vorgehen ist.

Wer und was entscheidet über die Therapie?

Erst eine Operation? Oder erst eine Chemo? Welches ist das beste Vorgehen bei dieser Patientin oder jenem Patienten? Gerade in der Krebsmedizin (= Onkologie) lässt sich die Frage nicht immer so leicht beantworten. Ärzte orientieren sich dabei an sogenannten Leitlinien. Die Empfehlungen zeigen für etliche häufige Krankheiten auf, wie diese nach aktuellem Stand diagnostiziert und behandelt werden sollten. Leitlinien basieren auf langjähriger Forschung, hochwertigen Studien und auf der Expertise von ausgewiesenen Fachleuten und werden regelmäßig aktualisiert. Denn das medizinische Wissen wächst sehr schnell. Ziel ist, allen Patienten die bestmögliche Therapie zukommen zu lassen und für eine in Studien guter Qualität geprüfte und sichere Medizin zu sorgen. Es gibt Soll-, Sollte- und Kann-Empfehlungen. Kann-Empfehlung bedeutet: Eine Maßnahme „kann" erfolgen – in der Regel, weil es gewisse Hinweise gibt, dass sie nützen „kann" und nicht schadet.

Beim Abwägen von Nutzen und Risiken spielen auch der Allgemeinzustand und das Alter eine Rolle. Viele Ältere haben bereits Erkrankungen wie Bluthochdruck, Diabetes oder Osteoporose, die den Körper zusätzlich fordern, oder leiden unter einer Demenz. Das kann die Auswahl an möglichen Behandlungen einschränken. Und: Wer über 70 Jahre alt ist, nimmt im Schnitt täglich fünf Medikamente ein – viel Stoff für mögliche Wechselwirkungen mit der Krebstherapie. Auch das müssen die behandelnden Ärzte im Blick behalten. Mit den Jahren können Nieren und Leber schlechter arbeiten, sodass Krebsmedikamente möglicherweise anders dosiert oder längere Erholungsphasen eingeplant werden müssen.

Selbst in einem fortgeschrittenen Stadium lässt sich in vielen Fällen positiv Einfluss nehmen. Wenn ein Tumor Tochtergeschwulste in anderen Organen gebildet hat, kann der Krebs wahrscheinlich kaum mehr komplett aus dem Körper entfernt werden. Eine Therapie zielt dann in erster Linie darauf ab, eine gute Lebensqualität zu erhalten und die Beschwerden zu lindern (siehe Seite 51). Berücksichtigt wird nicht zuletzt, was der Erkrankte sich vorstellt. Wenn ein Patient die vorgeschlagene Therapie ablehnt, abbricht oder einen unkonventionellen Weg wählt, von dem er sich Heilung verspricht, machen sich Begleitpersonen oft Sorgen. Umso wichtiger ist, mit Empathie nach den Gründen zu fragen und den erkrankten Menschen nicht unter Druck zu setzen. Zusammen mit dem ärztlichen Behandlungsteam gelingt es oft, vorhandene Ängste abzubauen und mögliche Konsequenzen der Entscheidung aufzuzeigen. Letztlich ist aber die Entscheidungsfreiheit und Selbstbestimmung des Patienten zu respektieren.

Der Arzt kann im Einzelfall natürlich auch von einer Leitlinien-Empfehlung abweichen, wenn es dafür Gründe gibt. In jedem Fall ist vor Beginn der Therapie das schriftliche Einverständnis notwendig. Wenn jemand nicht mehr dazu in der Lage ist, selbst eine Entscheidung zu treffen wie etwa bei einer fortgeschrittenen Demenz, kann es manchmal schwerfallen, zusammen mit Angehörigen eine Lösung zu finden, bei der sich alle wohlfühlen. Je besser Ihr Angehöriger und Sie über den Behandlungs-

GENETISCHE ANALYSE DES TUMORS

Bei fortgeschrittenen Krebserkrankungen ist es in bestimmten Fällen in Absprache mit dem Arzt möglich, den Tumor genetisch zu analysieren (= DNA-Sequenzierung), insbesondere wenn alle anderen Behandlungsmöglichkeiten ausgeschöpft sind.
Aus den Daten wird dann eine individuell passende Therapie entwickelt. Die Medikamente richten sich nicht gegen die veränderte DNA, sondern gegen die von den Krebszellen falsch hergestellten Eiweiße. Bisher bieten nur ausgewählte Zentren und Unikliniken das Verfahren an und tauschen ihre Daten in einem Netzwerk (= *Deutsches Netzwerk für personalisierte Medizin*, www.dnpm.de) aus.
War die Therapie nämlich erfolgreich, können Patienten mit demselben Gendefekt eventuell ebenfalls davon profitieren. Mehr über die personalisierte Therapie erfahren Interessierte unter www.genom.de.

IN EINER STUDIE MITMACHEN

Eine Studienteilnahme verspricht, frühzeitig von innovativen Behandlungen zu profitieren. Sprechen Sie mit dem Arzt, ob das für Ihren Angehörigen möglich und sinnvoll ist, oder informieren Sie sich zum Beispiel unter www.drks.de.

plan, den zu erwartenden Erfolg und mögliche Risiken informiert sind, desto besser können Sie mitentscheiden, sofern Sie beide dies wünschen. Studien belegen: Wer in die Entscheidungsfindung einbezogen wird, ist eher bereit, bei der Behandlung mitzumachen und sie durchzuhalten. Hier erfahren Sie, welche Therapieformen infrage kommen können:

OPERATION

Solange der Tumor noch auf ein Organ begrenzt ist, gelingt es oft, das Tumorgewebe chirurgisch so zu entfernen, dass keine bösartigen Zellen im Körper verbleiben. Schonende Operationstechniken helfen, das Organ selbst erhalten zu können. Die ersten Lymphknoten im Abflussgebiet des Tumors (= Wächterlymphknoten) werden meist mitentfernt genauso wie bereits befallene Lymphknoten. Ob im Anschluss eine weitere Behandlung nötig ist, hängt vom Einzelfall ab.

CHEMOTHERAPIE

Zum Einsatz kommen Medikamente (= Zytostatika), die das Wachstum der Krebszellen verhindern oder verlangsamen. Die Mittel werden in der Regel als Infusion oder Tabletten verabreicht und verteilen sich über das Blut im Körper. Sie greifen nicht nur kranke, sondern auch gesunde Zellen an – besonders die, die sich schnell teilen wie die im Immunsystem, an Haarwurzeln, Haut und Schleimhaut. Daher treten dort die meisten Nebenwirkungen auf. Eine Chemotherapie

(= Chemo) läuft daher meist in mehreren Zyklen ab. Auf eine Behandlungsphase folgt eine Pause von Tagen oder Wochen, in der sich der Körper erholen soll. Bei vielen Leukämieformen (= Blutkrebs) und Lymphomen ist eine Chemotherapie meistens die erste Wahl. Oft wird sie auch vor einer Operation durchgeführt, um einen Tumor zu verkleinern, damit dieser sich besser entfernen lässt. Aber auch nach einem chirurgischen Eingriff kann die Chemotherapie dazu beitragen, das Rückfallrisiko möglichst klein zu halten. Wichtig zu wissen: Chemo ist nicht gleich Chemo. Auswahl und Dosis der Zytostatika variieren je nach Krebsart. Deshalb fällt auch die Schwere der Nebenwirkungen unterschiedlich aus.

STRAHLENTHERAPIE

Einige Tumoren reagieren empfindlich auf hochenergetische (= ionisierende) Strahlen. Die Strahlen schädigen die sich schnell teilenden Krebszellen, sodass diese sich nicht mehr vermehren können. Bevor ein Bestrahlungszyklus startet, wird die Stelle im Körper genau vermessen und markiert, um den Tumor möglichst zielgenau zu zerstören oder zu verkleinern. Kurz zuvor wird deshalb ein Plan-CT oder -MRT gemacht. Die benötigte Strahlendosis wird individuell berechnet und mehrere Tage in Folge oder über mehrere Wochen in Einzelsitzungen verabreicht. Die in aller Regel ambulante Therapie kann allein angewendet werden oder in Kombination mit anderen Methoden.

Eine besondere Form der Strahlentherapie ist die Radiochirurgie. Dabei werden Kobalt-60-Strahlen oder Photonenstrahlen aus einem Linearbeschleuniger in einem optimalen Winkel und in sehr hoher Dosis hochpräzise auf das betroffene Gewebe gelenkt. Bei dem Verfahren, das zum

Beispiel bei gut- oder bösartigen Hirntumoren oder Metastasen in der Wirbelsäule zum Einsatz kommt, wird das umliegende Gewebe maximal geschont. Da die therapeutische Wirkung der eines Skalpells in der Chirurgie ähnlich ist, spricht man auch von „Strahlenmesser". Die Behandlung erfolgt in einer einzigen Sitzung.

STAMMZELLTRANSPLANTATION

Bei Leukämie (= Blutkrebs) oder verwandten Erkrankungen lässt sich manchmal mit einer Chemotherapie kein ausreichender Therapieerfolg erzielen. In solchen seltenen Fällen kommt eine Transplantation von Stammzellen infrage. Alle Blutzellen entwickeln sich im Knochenmark aus gemeinsamen Vorläuferzellen, den blutbildenden Stammzellen. Die Therapie bedarf viel Vorbereitung und ist körperlich sehr belastend. Die Stammzellen werden dem Betroffenen entnommen oder kommen von einem passenden Spender aus der Familie oder von Spendewilligen, die in einer Datenbank registriert sind.

ANTIHORMONTHERAPIE

Manche Tumoren brauchen Hormone, um wachsen zu können. Gerade bei Brust- oder bei Prostatakrebs ist das häufig der Fall. Fachleute sprechen dann von einem hormonabhängigen (= hormonrezeptor-positiven) Tumor. Mit einer Antihormontherapie lässt sich dieser quasi aushungern: Die Medikamente, die meist als Tabletten eingenommen werden, unterdrücken die Herstellung der jeweiligen Hormone im Körper oder blockieren die Andockstellen (= Rezeptoren) für Hormone auf den Tumorzellen. Einer der bekanntesten Wirkstoffe ist Tamoxifen.

IMMUNTHERAPIEN

Diese Verfahren unterstützen das Immunsystem auf zwei Wegen: Zum einen verstärken sie die körpereigene Abwehr. Zum anderen bekämpfen sie die Krebszellen als Teil des Immunsystems.

Forschende haben herausgefunden: Auf der Oberfläche von gesunden Zellen liegen sogenannte Checkpoints – eine Art Warnschild für die körpereigene Abwehr, diese Zellen nicht anzugreifen. Weil Krebszellen ja aus gesunden Zellen entstanden sind, besitzen auch sie solche Checkpoints. Die neuen Wirkstoffe (= Checkpoint-Blocker) schalten die Checkpoints von Krebszellen ab. So erkennt das Immunsystem die Krebszellen wieder und bekämpft sie. Bis die Therapie Wirkung zeigt, dauert es oft Monate. Sie wird einzeln, aber auch in Kombination mit anderen Therapieformen angewendet. Derzeit sind Checkpoint-Blocker bei schwarzem Hautkrebs, Nieren-, Blasen-, Lungenkrebs, Hodgkin-Lymphom und Kopf-Hals-Tumoren in fortgeschrittenem Stadium zugelassen. Weitere werden vermutlich folgen.

DIE RICHTIGE KLINIK

Erkrankten steht es in der Regel frei, wo sie sich behandeln lassen. Nicht immer ist die nächstgelegene Klinik die ideale Wahl. Der behandelnde Arzt kann am besten einschätzen, wo Ihr Angehöriger gut aufgehoben ist und ob eine ambulante oder stationäre Behandlung sinnvoller ist. Genug Erfahrung, interdisziplinäre Expertenteams und angegliederte Ambulanzen bieten die meisten größeren Krankenhäuser und Unikliniken. Ambulant versorgen auch onkologische Schwerpunktpraxen Krebskranke. Es gibt zudem mehr als 1700 von der *Deutschen Krebsgesellschaft* zertifizierte Zentren, die strenge Qualitätskriterien erfüllen müssen und regelmäßig überprüft werden. Organkrebszentren sind auf eine Krebsart spezialisiert. Onkologische Zentren und Spitzenzentren behandeln seltenere Krebsarten bzw. betreiben auch Krebsforschung. Mehr unter www.oncomap.de

RECHT AUF EINE ZWEITMEINUNG

Wie jeder Betroffene hat auch Ihr Angehöriger ein Recht darauf, eine ärztliche Zweitmeinung einzuholen, bevor er der vorgeschlagenen Therapie zustimmt. Der Arzt sollte ihn dabei unterstützen und alle notwendigen Befunde zur Verfügung stellen. Der individuelle Fall wird dann auf Basis der bereits erhobenen Daten begutachtet. Eine erneute Diagnostik ist in der Regel nicht notwendig. Vorher sollten Sie bei der Krankenkasse fragen, ob diese die Kosten übernimmt. Fachleute in zertifizierten Zentren vermittelt auch die *Deutsche Krebsgesellschaft*. Mehr unter www.krebszweitmeinung.de

T-Zellen gehören zum körpereigenen Immunsystem. Bei der **CAR-T-Zell-Therapie** werden aus dem Blut des Patienten T-Zellen entnommen. Diese T-Zellen werden im Labor gentechnisch verändert und zu CAR-T-Zellen umgewandelt, die in der Lage sind, Krebszellen zu erkennen und zu bekämpfen. CAR steht für Chimärer Antigen-Rezeptor. Nach etwa einem Monat bekommt der Betroffene die eigenen, aber veränderten und individuell hergestellten Abwehrzellen wieder per Infusion verabreicht. Zuvor erhält er eine Chemotherapie. Bislang kommt diese Therapieform, die auf einem aufwendigen Verfahren beruht, nur in speziellen Krebszentren und nur bei bestimmten Leukämien und Lymphomen infrage, soll aber in Zukunft auch bei weiteren Krebsarten erprobt werden.

ZIELGERICHTETE THERAPIE

Diese innovative Therapie heißt so, weil sich inzwischen im Labor hergestellte Antikörper und Enzymblocker darauf trainieren lassen, spezifische Merkmale von Krebszellen zu erkennen und diese gezielt anzusteuern. Als Infusion verabreicht, heften sich die Medikamente an die Krebszellen an und unterbinden etwa deren Wachstumssignale oder blockieren die Nährstoffversorgung. Vorher wird ausgetestet, ob ein Tumor diese Merkmale besitzt, damit der Betroffene überhaupt von der Therapie profitiert. Sogenannte Antikörper-Wirkstoff-Konjugate (= englisch: antibody drug conjugates, kurz ADCs) sind sogar in der Lage, die Chemotherapie direkt zur Zelle zu transportieren. ADCs werden bereits bei verschiedenen Krebsarten in fortgeschrittenem Stadium eingesetzt.

KREBSIMPFUNG

Forschende nutzen auch hier typische Merkmale auf den Krebszellen, die bei gesunden Zellen gar nicht oder nicht so häufig vorkommen. Anhand dieser Merkmale entwickeln sie einen m-RNA-Impfstoff. Per Spritze werden der Körperabwehr diese spezifischen Krebsproteine präsentiert. Wie bei einer vorbeugenden Impfung soll das Immunsystem so trainiert werden und lernen, den Tumor effektiver anzugreifen. Die ersten Erfolge bei schwarzem Hautkrebs und Lungenkrebs beurteilen Forschende als vielversprechend. Ziel in naher Zukunft ist es, einen Impfstoff für jeden einzelnen Betroffenen herzustellen, der auf die biologischen Merkmale eines Tumors zugeschnitten ist.

NUKLEARMEDIZIN

Bei einigen Krebserkrankungen kommen Medikamente zum Einsatz, die radioaktive Substanzen in kleinen Mengen enthalten. So soll die krebszellenabtötende Strahlung genutzt werden, ohne gesundes Gewebe zu schädigen. Forscherteams entwickeln derzeit weitere solcher Radiopharmazeutika, die noch gezielter in Krebszellen eindringen und diese von innen zerstören können und weniger Nebenwirkungen aufweisen.

Krebs als psychische Belastung

Mit einer Krebserkrankung gehen nicht nur körperliche, sondern auch psychische Folgen einher. Jeder geht damit anders um. Die einen machen alles mit sich aus. Die anderen teilen ihre Sorgen und lassen ihren Gefühlen freien Lauf. Manche fallen in ein schwarzes Loch. Andere versuchen, positiv zu bleiben und nach vorne zu schauen. Und oft ist es ein Mix aus allem. Wie man die Herausforderungen bewältigt, ist etwas sehr Persönliches. Sowohl Betroffene als auch Angehörige haben ein Recht darauf, ihren ganz eigenen Weg zu finden.

Raus aus der Grübelfalle

Die Zeit kurz nach der Diagnose, die langen Wochen oder Monate der Behandlung, die ersten Tage nach der Entlassung aus der Klinik – viele Momente auf dem gemeinsamen Weg fordern heraus. Leicht rutschen Betroffene in solchen Phasen in eine Grübelfalle. Auch Begleitpersonen, die versuchen, alles mitzutragen, sind für negative Gedanken oft empfänglich. Umso wichtiger ist es, Grübeln, das zu keiner Lösung führt, zu bemerken und entgegenzutreten (siehe Kasten Seite 50). Versuchen Sie, in solchen Momenten Abstand zu bekommen

DER PERSÖNLICHE BLICK

„Ich spürte, wie uns alle beobachteten und sich fragten, was uns fehlte und ob es uns umbringen würde und wie tapfer meine Mutter war und so weiter. Manchmal war das Schlimmste am Krebs: die Sichtbarkeit der Krankheit, die einen von den anderen absonderte."

JOHN GREEN erzählt die Liebesgeschichte von Hazel Grace und Gus, die sich in einer Selbsthilfegruppe für Krebspatienten kennenlernen („Das Schicksal ist ein mieser Verräter", dtv Reihe Hansen).

und sich abzulenken. Wer in der negativen Gedankenspirale verharrt und sich hineinsteigert, gießt quasi Öl ins Feuer: Es wird nicht besser, sondern schlimmer.

Manchen hilft Sport, um abzuschalten. Andere verarbeiten bedrückende Gefühle bei kreativen Tätigkeiten wie beim Malen oder haben gute Erfahrung mit Entspannungstechnik wie Yoga oder Meditation gemacht. Wieder andere suchen den Austausch mit anderen Betroffenen, um ihre Psyche zu entlasten, oder sammeln so viele Informationen wie möglich, weil mehr Wissen sie schützt. Mit quälenden Gedanken und Ängsten muss niemand alleine fertigwerden. Manchmal braucht die Psyche Hilfe.

MINI-ÜBUNG: TIPPS GEGEN DAS GRÜBELN

Kreisende Gedanken, die zu keiner Lösung führen, stressen. So lässt sich gegensteuern:

- **Gedanken über den Krebs nur begrenzt, etwa 5 oder 10 Minuten, zulassen. Grübelschleifen gezielt unterbrechen, indem Sie innerlich entschieden Stopp sagen. Das kann man üben, sodass es mit der Zeit immer besser klappt.**
- **Körperliche Aktivitäten, Gartenarbeit, Spaziergänge mit Freunden lenken ab, geben neue Impulse und helfen, eine andere Perspektive einzunehmen.**
- **Notizen vor dem Schlafengehen darüber, was heute gut lief oder wofür man dankbar ist, helfen, die Gedanken in positivere Bahnen zu lenken.**

Die psychoonkologische Unterstützung ist heute fester Bestandteil des Therapieangebots. Hilfe von Profis anzunehmen ist kein Zeichen von Schwäche, sondern eine Chance, die Krankheit besser zu bewältigen. Fast sechs von zehn Krebsbetroffenen (= 59 Prozent) fühlen sich psychisch stark belastet, zeigen Studien. Fast jeder Zweite (= 48 Prozent) entwickelt Ängste. Psychoonkologisch geschulte Fachleute in Kliniken, Fachpraxen und Krebsberatungsstellen sowie in der Reha unterstützen. Sie helfen, psychische Belastungen zu erkennen und Wege zu finden, wie diese abgebaut werden können. Manchmal reichen schon ein oder zwei Gespräche aus, um wieder Boden unter den Füßen zu bekommen und sich auf die veränderte Lebenssituation einzustellen. Manchmal ist es auch sinnvoll, sich längerfristig begleiten zu lassen. Sich einem Menschen anzuvertrauen, der die Probleme von Krebsbetroffenen aus beruflicher Expertise kennt, fällt oft leichter, als mit dem Partner oder einem guten Freund darüber zu sprechen.

Auch etwa ein Drittel der Angehörigen nutzen diese Hilfe und empfinden die Gespräche mit einem Profi als erleichternd. In jeder Phase der Erkrankung können Ihr Angehöriger und Sie diese Unterstützung in Anspruch nehmen. Das gilt ebenfalls für Kinder in betroffenen Familien. Die Kosten tragen die Krankenkassen. Die Erfahrung zeigt: Wird ein Familienmitglied unterstützt, so hilft dies oft auch den anderen Familienmitgliedern.

Für Einzelne kann eine psychotherapeutische Begleitung sinnvoll sein. Vor allem wenn der Leidensdruck steigt und Menschen sich anhaltend belastet fühlen, ist die Hilfe von Psychotherapeuten und Psychologen gefragt. Denn anderenfalls kann sich daraus eine Belastungsstörung, eine Depression oder eine Angsterkrankung entwickeln, die gezielt behandelt werden muss.

Wenn keine Heilung möglich ist

In manchen Fällen gelingt es nicht, die Krebszellen komplett aus dem Körper zu entfernen. Doch auch mit einer chronischen Krebserkrankung kann ein Mensch lange Jahre mit guter Lebensqualität leben. Wenn keine heilende (= kurative) Therapie mehr möglich ist, können Schmerzen und andere Beschwerden behandelt werden. Palliative (= lindernde) Behandlung heißt nicht, dass die Ärzte Ihren Angehörigen aufgegeben haben und im Stich lassen. In den letzten Wochen und Monaten hilft sie, die verbleibende Zeit nach eigenen Wünschen und so angenehm wie möglich zu gestalten und am Ende des Lebens ein würdevolles Sterben zu ermöglichen.

Für Versicherte gibt es einen gesetzlichen Anspruch auf eine Palliativversorgung. Ob zu Hause, im Krankenhaus, Pflegeheim oder Hospiz kümmern sich Teams aus Ärzten

SICH UNTERSTÜTZEN LASSEN

Das Angebot an psychoonkologischer Unterstützung ist groß. Professionelle Hilfe in Anspruch zu nehmen, ist sinnvoll, wenn ...

- ... bedrückende Gefühle und Gedanken sehr viel Raum einnehmen.
- ... die Freude an allem verloren geht, was immer ein Grund zur Freude war, ob Freunde, Hobbys, Freizeitaktivitäten, Familie.
- ... die depressive Stimmung lange anhält.
- ... es schwerfällt, den Alltag zu bewältigen, etwa auf Körperhygiene zu achten oder Arzttermine einzuhalten.
- ... Selbstwertgefühl und Selbstvertrauen leiden.
- ... der Schlaf anhaltend gestört und nicht erholsam ist.
- ... Appetit und innerer Antrieb schwinden.

und Schmerztherapeuten, Psychologen und Seelsorgern, Pflegefachkräften und Sozialarbeitern. Viele haben Gästebetten für An- und Zugehörige.

Umfragen zeigen, dass Menschen ihre letzten Tage und Wochen am liebsten in ihrer gewohnten häuslichen Umgebung verbringen möchten. Für die Angehörigen bedeutet das eine enorme Herausforderung. Ambulante Palliativversorgungsteams (= AAPV/SAPV) unterstützen Familien, die sich dafür entscheiden, medizinisch und pflegerisch in ihrem vertrauten Umfeld. Wenden Sie sich an Ihre Hausarztpraxis und/oder Ihre Krankenkasse.

Es erfordert Mut, den Gedanken an das Ende des gemeinsamen Lebens zuzulassen und darüber zu sprechen. Doch Offenheit hilft, die verbleibende Zeit mit Ihrem Angehörigen bewusst zu genießen. Oder wichtige Dinge zu ordnen, den Nachlass zu regeln, letzte Wünsche zu erfüllen und voneinander Abschied zu nehmen. Neben Mitarbeitenden von Palliativteams und Hospizen begleiten auch Seelsorger Paare und Familien, wenn sie dies wünschen. Kinder brauchen in Krisenzeiten besondere

Fürsorge und das sichere Gefühl, geliebt zu sein. Geben Sie auch ihnen Gelegenheit, sich vom Erkrankten bewusst zu verabschieden.

DER PERSÖNLICHE BLICK

„Mit jemandem zu leben, der Krebs hat ..., ist ein Abenteuer von Nähe und Trennung. Man muss nah genug sein, um die entkräftenden Behandlungen fast so zu spüren, als wären sie die eigenen, und weit genug weg, um eine echte Hilfe zu sein ... Diese Gratwanderung ist nicht immer leicht. Aber es ist das wahre Werk der Liebe."

SIRI HUSTVEDT in einem Instagram-Post im März 2023 über die Krebserkrankung ihres Mannes, des Schriftstellers Paul Auster, der im April 2024 verstarb.

Vorsorgekalender

Nutzen Sie Vorsorge- und Früherkennungsangebote! Je früher Krebs und andere Krankheiten oder Risiken entdeckt werden, desto eher kann man handeln – und desto weniger Schaden entsteht im Körper. Aus diesem Grund erstatten die gesetzlichen Krankenkassen erwachsenen Frauen und Männern verschiedene Vorsorge- und Früherkennungsuntersuchungen.

FÜR MÄNNER

18 BIS 35 JAHRE *einmalig*
Hausarzt, Internist
Check-up (Arztgespräch, körperliche Untersuchung, Blutdruckmessung, ggf. Blutprobe, Beratung)

AB 18 JAHREN *halbjährlich*
Zahnarzt
Zahnvorsorge-Untersuchung

AB 35 JAHREN *alle drei Jahre*
Hausarzt, Internist
Check-up (Arztgespräch, körperliche Untersuchung, Blutdruckmessung, Blutprobe, Urin-Untersuchung, Beratung) und Screening auf Hepatitis B und C

AB 35 JAHREN *alle zwei Jahre*
Hausarzt, Internist, Hautarzt
Früherkennung Hautkrebs (Inspektion der gesamten Haut, Dokumentation)

AB 45 JAHREN *jährlich*
Hausarzt, Internist, Urologe
Untersuchung der Prostata und der äußeren Genitalien (Tastuntersuchung)

AB 50 JAHREN *alle zwei Jahre*
Gastroenterologe
Früherkennung Darmkrebs (wahlweise Stuhltest alle zwei Jahre oder zwei Darmspiegelungen im Abstand von zehn Jahren)

AB 55 JAHREN *jährlich*
Hausarzt, Internist
Früherkennung Darmkrebs (Test auf Blut im Stuhl)

AB 65 JAHREN *einmalig*
Hausarzt, Internist, Urologe, Chirurg, Radiologe
Früherkennung Bauchaorten-Aneurysma (Ultraschall)

FÜR FRAUEN

18 BIS 35 JAHRE *einmalig*
Hausarzt, Internist
Check-up (Arztgespräch, körperliche Untersuchung, Blutdruckmessung, ggf. Blutprobe, Beratung)

AB 18 JAHREN *halbjährlich*
Zahnarzt
Zahnvorsorge-Untersuchung

AB 20 JAHREN *jährlich*
Gynäkologe
Genitaluntersuchung auf Gebärmutterhalskrebs (Arztgespräch, körperliche Untersuchung mit Abstrich für PAP-Test)

BIS 25 JAHRE *jährlich*
Gynäkologe
Chlamydien-Screening (Urintest)

AB 30 JAHREN *jährlich*
Gynäkologe
Brustuntersuchung (Tastuntersuchung)

AB 35 JAHREN *alle drei Jahre*
Gynäkologe
Kombinierte Genitaluntersuchung mit PAP-Test und HPV-Test

AB 35 JAHREN *alle drei Jahre*
Hausarzt, Internist
Check-up (Arztgespräch, körperliche Untersuchung, Blutdruckmessung, Blutprobe mit einmaligem Screening auf Hepatitis-B- und Hepatitis-C-Virusinfektionen, Urin-Untersuchung, Beratung)

AB 35 JAHREN *alle zwei Jahre*
Hausarzt, Internist, Hautarzt
Früherkennung Hautkrebs (Inspektion der gesamten Haut, Dokumentation)

AB 50 JAHREN *jährlich*
Hausarzt, Internist
Früherkennung Darmkrebs (Test auf Blut im Stuhl)

AB 55 JAHREN *alle zwei Jahre*
Gastroenterologe
Früherkennung Darmkrebs (wahlweise Stuhltest alle zwei Jahre oder zwei Darmspiegelungen im Abstand von zehn Jahren)

50 BIS 75 JAHRE *alle zwei Jahre*
Radiologe
Mammografie-Screening auf Brustkrebs (Röntgen)

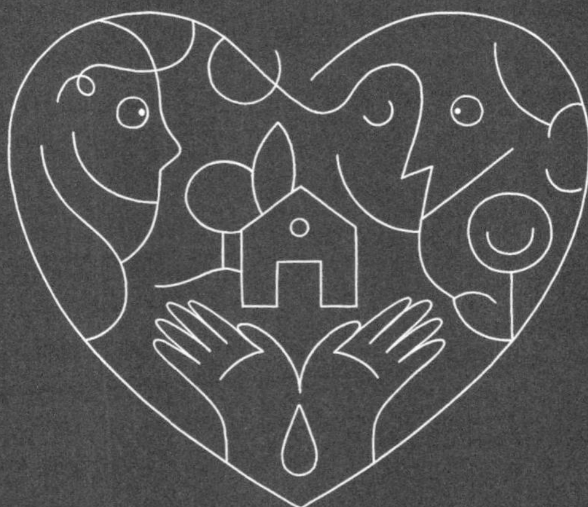

2

Ein gutes Miteinander

EINEN GEMEINSAMEN
WEG FINDEN

Ist jetzt alles vorbei?

Für die allermeisten bedeutet die Krebserkrankung, sich erstmals bewusst mit dem Ende des Lebens auseinanderzusetzen. Die Schockdiagnose durchkreuzt gemeinsame Pläne und erinnert schmerzlich an die eigene Endlichkeit. Allein der Gedanke an eine vielleicht verkürzte restliche Lebenszeit macht Angst – dem Betroffenen und natürlich ebenso Ihnen. Furcht einflößen können auch anstehende Klinikaufenthalte oder die anstrengende Therapie mit ihren möglichen Nebenwirkungen. Kaum jemand hat eine genaue Vorstellung davon, was nun auf einen zukommt. Woher auch? Für fast alle ist es das erste Mal.

Wie Wellen fluten auch zahlreiche Emotionen an. Angst, Verzweiflung, Unsicherheit, Trauer. Geben Sie Ihrem Angehörigen zu verstehen, dass er Ihnen diese Gefühle durchaus zumuten darf und Sie nicht schonen muss. Und geben Sie ruhig zu, dass auch Sie Angst haben und verstört sind. Tun Sie nicht einfach so, als ob alles in Ordnung sei. Weinen Sie zusammen, so schmerzhaft das bisweilen sein mag. Niemand kann und muss sich in jedem Moment zusammenreißen. Gefühle teilen uns etwas mit. Zum Beispiel, dass wir an unsere Grenzen kommen und eine Pause brauchen. Es ist deshalb ganz normal, immer wieder mal frustriert, traurig oder ver-

AUS DEM LEBEN

HILFEN IN ANSPRUCH NEHMEN

Dieses „Oh", als der Arzt mit dem Ultraschall über ihre rechte Brust fährt und innehält, klingt Dafinka bis heute in den Ohren. Die damals 35-Jährige hatte den Knoten kurz nach der Geburt ihres zweiten Kindes selbst getastet. Die Chemo war schlimm. Aber was folgte, war auch schwer, sagt sie: „Alle denken, man funktioniert wieder wie früher, weil man Haare hat." Sie litt zusätzlich unter Schlafmangel, steifen Gelenken, Kopfweh, Fatigue. Dazu der Kredit. Die junge Familie hatte gerade ein Haus gekauft. Die Controllerin unterbrach ihre Elternzeit, um Anspruch auf Krankengeld geltend zu machen. Für die Kinder organisierte sie eine Tagesmutter. Eine Haushaltshilfe, bezahlt von der Krankenkasse, übernahm zeitweise Wäsche, Putzen und Kochen. Zur Anschlussheilbehandlung fuhr sie bewusst allein. „Ich brauchte die Zeit nur für mich, um fit zu werden." Bis heute unterstützt ihr Mann sie beim Schreibkram – Formulare, Anträge, etwa den auf ihre Erwerbsminderungsrente. „Ob man will oder nicht: Mit Krebs wird man ein Profi in sozialrechtlichen Fragen." 2019 dann der Schock: erneut Krebs, eine andere Art, diesmal in der linken Brust. „Wieder musste ich mir anhören: Sie sind doch eigentlich viel zu jung für Krebs." Weil das eben nicht stimmt, engagiert sich die heute 42-Jährige ehrenamtlich für die „Deutsche Stiftung für junge Erwachsene mit Krebs". Sie hofft, bald mit den Therapien durch zu sein und weiterhin krebsfrei zu bleiben.

zweifelt zu sein oder sich hilflos und allein gelassen zu fühlen. Viele empfinden auch Wut – auf den Krebs, auf die Ärzte, auf Freunde, die gesund sind. Es kann helfen, diese Emotionen bewusst wahrzunehmen (siehe Kasten Seite 60). Hinter kleinen Wutausbrüchen kann beispielsweise die Sorge stecken, dass die Behandlung bei Ihrem Angehörigen nicht anschlägt. Auch nagende Fragen lasten auf der Seele: Warum gerade wir? Wie viel Zeit bleibt uns? Ist jetzt alles vorbei?

Es hilft, sich klarzumachen: Es ist nicht alles vorbei. Aber es wird sich vieles ändern. Im Alltag, in der Partnerschaft,

MIT EMOTIONEN UMGEHEN LERNEN

Trauer, Wut oder Angst können uns blockieren, stumm machen und am Handeln hindern. Was hilft, mit den Gefühlen besser klarzukommen:

- Lassen Sie Ihre Gefühle zu. Versuchen Sie in solchen Momenten bewusst wahrzunehmen und zu benennen, was genau Sie empfinden. Zum Beispiel: Ich nehme gerade Angst bei mir wahr.
- Versuchen Sie dann, innerlich Abstand zu gewinnen. Atmen Sie zum Beispiel mehrmals durch die Nase tief in den Bauch: vier Sekunden lang ein und sieben Sekunden lang durch den Mund aus. Das klingt banal, ist aber oft effektiv. Auch Ablenkung kann nützlich sein, ob laufen, kochen, Musik hören. Was Abstand zu seinen Gedanken und Gefühlen ausmacht, zeigt dieses Beispiel: Die beiden Sätze „Heute wird bestimmt ein ganz schwieriger Tag" und „Ich habe den Gedanken, dass heute ein ganz schwieriger Tag wird" wirken unterschiedlich. Merken Sie es?
- Schreiben Sie auf, was Sie umtreibt und belastet. Trauer, Wut oder Schmerz in Worte zu fassen kann helfen, diese Gefühle leichter zu überwinden.

in der Familie, manchmal in der weiteren Lebensplanung und -einstellung. Vielleicht muss manches angepasst und umgestellt werden. Aber trotz Krebs ist es möglich, ein zufriedenes Leben zu führen. Und Begleitpersonen können sehr viel dazu beitragen, dass dies gelingt. Geben Sie sich Zeit, mit den Veränderungen klarzukommen. Es dauert, sich an die neue Situation zu gewöhnen. Doch Sie haben einiges selbst in der Hand, um den gemeinsamen Weg zu gestalten und die Kontrolle über den Alltag zurückzugewinnen. Mehr dazu im dritten Kapitel (siehe ab Seite 84).

Manche Paare oder Familien empfinden die Krankheit sogar als Wendepunkt. Sie wagen Neuanfänge und entwickeln andere Perspektiven, ob es um eine berufliche Umorientierung, eine gesündere Ernährung oder darum geht, bewusst mehr Zeit miteinander zu verbringen.

Wissen kann helfen

Im vorigen Kapitel haben Sie erfahren, warum Krebs nicht gleich Krebs ist und welche Behandlungsmöglichkeiten es gibt. In den meisten Fällen besteht Aussicht auf Heilung oder zumindest darauf, mit einer guten Lebensqualität verhältnismäßig lange zu leben. Dieses Wissen kann helfen, die Krankheit anzunehmen und die Hoffnung nicht aufzugeben. Aus Selbstschutz lassen manche gewisse Fakten nicht an sich heran. Auch das ist in Ordnung. Doch den meisten Menschen geht es besser, wenn sie die wichtigsten Informationen kennen und einschätzen können, was auf sie zukommt. Exakt voraussagen, wie die Krankheit verlaufen wird, kann niemand. Unabhängig davon, welche Heilungschance bei Ihrem Angehörigen in Aussicht steht – halten Sie sich vor Augen: Ärztliche Vorhersagen über den Verlauf (= Prognosen) können sich dem nur annähern, was wann eintreten wird. Aber sie helfen, sich auf mögliche künftige Ereignisse vorzubereiten und besser zu planen.

Was ebenfalls guttun kann: Zu wissen, dass man nicht alleine ist. Rund 4,5 Millionen Frauen und Männer in Deutschland leben mit oder nach Krebs – und mit ihnen ihre Partner und Kinder, ihre Freunde und Bekannten oder Kollegen. Krebs ist eine Krankheit, mit der sehr viele Menschen Erfahrung machen oder bereits gemacht haben. Suchen Sie deshalb den Austausch mit anderen Betroffenen. Das kann Sie stark und zuversichtlich machen für alles, was kommt. Stellen Sie sich die Erkrankung wie einen Berg vor, den Sie gemeinsam mit Ihrem Angehörigen bezwingen möchten. Zuerst müssen Sie eine passende Route finden, die sie beide sicher nach oben und wieder herunterführt. Auf dem Weg gibt es viele schwierige Passagen, Engstellen und Kletter-

MINI-ÜBUNG: DEINE WELT VERSTEHEN

Sprechen Sie von Anfang an offen, ehrlich und vertrauensvoll miteinander. Das wirkt sich positiv auf Ihre Beziehung und auf die Gesamtsituation aus. Für mehr Verständnis füreinander ist es hilfreich, sich in die Lage des anderen zu versetzen. So kann es gelingen:

DEN ERSTEN SCHRITT MACHEN

Warten Sie nicht darauf, dass Ihr Angehöriger von sich aus über seine Gedanken und Gefühle spricht. Machen Sie in einem Moment der Ruhe den ersten Schritt und gehen Sie auf ihn zu. Fragen Sie gezielt nach: Wie geht es dir gerade? Was beschäftigt dich?

AUFMERKSAM ZUHÖREN

Schenken Sie Ihrem Angehörigen während des Gesprächs Ihre ungeteilte Aufmerksamkeit. Lassen Sie ihm genug Zeit zum Antworten. Hören Sie genau zu und achten Sie darauf, was er Ihnen zu verstehen geben will. Fragen Sie konkret nach: Was genau fällt dir schwer?

SO STEHEN LASSEN

Korrigieren Sie Ihren Angehörigen nicht im Reden, auch wenn Sie manches anders empfinden oder nicht gutheißen, was er sagt. Es geht jetzt um seine Sicht der Dinge. Konzentrieren Sie sich darauf.

steige. Gut, wenn man nicht allein unterwegs ist, sondern eine vertraute Person an der Seite hat, die einen sichert. Auf der Tour sollten Sie immer wieder Pausen einlegen – wie beim echten Wandern – und sich unterwegs austauschen über alles, was Sie bewegt, ängstigt oder freut (siehe Kasten oben). Je besser Sie einander zuhören und je ehrlicher Sie Ihre Gefühle und Sorgen teilen, desto leichter ist es, gemeinsam zu gehen und wohlbehalten anzukommen.

Neue Rollen, neue Beziehungen

Eine schwere Krankheit kann die Rollen innerhalb der Familie verschieben. So ein Rollentausch kann beide Seiten verunsichern und zu Problemen führen. Vielen Älteren fällt es schwer, Verantwortung abzugeben und zuzulassen, dass ihre erwachsenen Kinder nun bei gewissen Dingen mitreden und bestimmte Aufgaben übernehmen. Sie befürchten vielleicht, dauerhaft abhängig zu bleiben von deren Hilfe, und wollen niemandem aus der Familie zur Last fallen. Sie lehnen möglicherweise gut gemeinte Hilfsangebote ab, reagieren schnell ungehalten, behandeln ihre erwachsenen Kinder wieder wie Kleinkinder oder machen ihnen Vorwürfe, in dieser Situation zu wenig oder das Falsche zu tun. Auch können unbewältigte Konflikte in der Eltern-Kind-Beziehung mit dem Fortschreiten der Krankheit hochkommen.

Halten Sie sich als Tochter, Sohn oder eng verwandte Person vor Augen: Über Jahrzehnte eingeübte Rollen lassen sich nicht einfach abstreifen. Es braucht Zeit, bis sich alle Beteiligten an die neue Situation gewöhnen. Je früher und je offener Sie miteinander besprechen, welche Unterstützung notwendig und von den Eltern gewünscht ist und was davon Sie zu leisten imstande und bereit sind, desto besser. Machen Sie sich eine Liste, welche Aufgaben anstehen und wer was übernehmen kann (siehe Kasten Seite 68).

Krebs und Partnerschaft

Krebs rüttelt auch am gewohnten Gefüge vieler Paare. Beide, der kranke wie der gesunde Partner, bekommen zu spüren, wie die Erkrankung auch die Partnerschaft beeinflusst. Das stellt die Beziehung oft auf eine harte Probe. Der gemeinsame Alltag, klar verteilte Rollen und Zuständigkeiten – das ganze Leben kommt auf den Prüfstand, wenn einer von beiden zumindest vorübergehend nicht mehr so kann wie früher. Was Sicherheit gab, droht wegzubrechen. Was beiden im Zusammenleben wichtig war, rückt auf nicht absehbare Zeit in den Hintergrund. Daran schlucken Paare oft schwer.

Hinzu kommen Klinikaufenthalte, Behandlungs- und andere Pflichttermine des Erkrankten, die von nun an den Takt für die Partnerschaft oder die Familie vorgeben. Oft ist es deshalb notwendig, den Alltag umzuorganisieren und Aufgaben zu Hause neu zu verteilen. Für gewisse Zeit oder sogar auf Dauer werden Sie unter Umständen mehr übernehmen und besonders gefordert sein. Vielleicht sind Sie dabei auf fremde Hilfe angewiesen. Kleine Reibereien bleiben da bei der Suche nach einer einvernehmlichen Regelung sicher nicht aus. Konfliktpotenzial bergen auch finanzielle Sorgen und die Frage, wie die Familie zurechtkommen soll, wenn das bisherige Haupteinkommen oder eines von zwei Gehältern ausfällt.

Umso wichtiger ist es, gemeinsam zu überlegen, wie Sie und Ihr Angehöriger die täglichen Herausforderungen meistern. Menschen, die sich emotional und praktisch gut

AUS DEM LEBEN

WENN DIE ELTERN ERKRANKEN

Der Rollenwechsel zwischen Katja T. und ihrem Vater begann mit einem Schwächeanfall beim Holzhacken. Schon seit Längerem hatte sich der 72-Jährige schlapp gefühlt. Aber zum Arzt gehen, weil man sich müde fühlt? Der Vater war eher der Typ „abwarten", vielleicht erledigte sich das Problem von selbst. Das tat es nicht. Katja T. und ihr Bruder insistierten so lange, bis der Vater zum Hausarzt ging. Leider waren die Blutwerte miserabel, und der Arzt riet, die Ursache fachärztlich abklären zu lassen. Heraus kam eine schwere Krebsdiagnose, am Tag danach startete die Chemotherapie.

unterstützt fühlen, bewältigen die Krankheit nachweislich besser. Doch niemand möchte, dass über seinen Kopf hinweg entschieden wird. Gemeinsame Entscheidungen stärken das wichtige Wir-Gefühl. Partnerschaften leben von einer Beziehung auf Augenhöhe. Selbst wenn Sie mehr Aufgaben übernehmen und mehr Verantwortung tragen, sollten Sie das im Blick behalten. Versuchen Sie, sich nicht nur als den gesunden Hilfegebenden und Ihr Gegenüber als den kranken Hilfsbedürftigen wahrzunehmen, sondern als das Paar, das Sie immer waren. Rituale helfen, Auszeiten von der Erkrankung bewusst zu nutzen, wie etwa ein gemeinsamer Abendspaziergang oder eine Teestunde am Nachmittag.

Zum gemeinsamen Gespräch finden

Reden hilft, sich gegenseitig Kraft zu geben. Es räumt auch etwaige Missverständnisse und Enttäuschungen aus, die durch Schweigen leicht entstehen. Zugegeben, es bedarf einer gewissen Übung, das Gespräch zu suchen und sich zu öffnen, auch in Beziehungen, die Jahre und Jahrzehnte bestehen.

ÜBER DIE LUST REDEN

Es kann erleichternd sein, über Probleme in der Beziehung zu reden. Professionelle Hilfe ist ratsam, wenn Sie und Ihr Partner nicht mehr zueinanderfinden, unter einer unbefriedigenden Sexualität leiden oder nach Behandlungsende keine Lust und Freude zusammen empfinden können. Psychoonkologinnen aus dem Behandlerteam oder niedergelassene Psychologen und Sexualtherapeuten können Sie begleiten und Ihnen als Paar helfen.

Frauen sind da in der Regel im Vorteil, weil sie sich tendenziell leichter als Männer damit tun, über ihre Bedürfnisse zu reden und Probleme anzusprechen.

Haben Sie Geduld mit sich und Ihrem Angehörigen! Manche Betroffene verstehen erst mit der Zeit, wie sehr die Diagnose an ihrem Selbstbild und ihrem Selbstwertgefühl kratzt. Sie fühlen sich gedemütigt und existenziell bedroht, weil sie von einem Tag auf den anderen in eine neue Rolle katapultiert werden: die eines Patienten, der auf erfahrene Profis angewiesen ist, um zu überleben und wieder gesund zu werden. An dem Verlust an Selbstbestimmtheit können sie schwer tragen. Vielen macht auch das Gefühl zu schaffen, eine Belastung für ihre Angehörigen zu sein, sie zu überfordern mit ihrem Leiden. Andere erfahren schmerzlich, nicht mehr mit voller Kraft Teilhabe erleben zu können, ob es um den Beruf, die Familie, sportliche Aktivitäten, die Paarbeziehung oder das Liebesleben geht.

Keine Lust auf Lust

In sämtlichen Lebensbereichen kann die Erkrankung Spuren hinterlassen. Sie hat auch Folgen für die Sexualität. Oft fehlt einfach die Energie für intimes Beisammensein, weil alle Kraft für die Therapie gebraucht wird. Medikamente können zudem das sexuelle Erleben beeinträchtigen. Manch ein Betroffener leidet unter einem veränderten Körperbild, etwa nach einer Brustentfernung, bei einem künstlichen Darmausgang oder Haarverlust durch die Chemotherapie. Ein zugewandter, liebevoller Partner kann dem Erkrankten zeigen, dass er ihn genauso liebt und wertschätzt wie früher, und ihm Mut machen, sich selbst wieder anzunehmen. Es ist ein Lernprozess für ein Paar, mit den Veränderungen umzugehen. Geben Sie sich Zeit. Probieren Sie aus, welche Form der körperlichen Nähe möglich und von Ihnen beiden gewünscht ist. Bedürfnisse nach Nähe zu formulieren, fällt oft nicht leicht, besonders in der sensiblen Situation mit Krebs. Oder es fehlen einem schlicht die Worte, es auszudrücken. Zum Beispiel wird der Wunsch nach Zärtlichkeit oftmals mit dem Wunsch nach Geschlechtsverkehr verwechselt.

Vertrauen in die Beziehung

Auch längere Zeit keinen Sex zu haben kann sich für ein Paar richtig anfühlen. Setzen Sie sich deshalb nicht unter Druck. Es gibt keine Norm, wie oft und auf welche Weise sexuelle Begegnungen erfolgen. Geschlechtsverkehr kann, muss aber nicht dazugehören. Nähe kann auch auf andere Weise entstehen. Zeichen der Zuneigung und Geborgenheit gewinnen enorm an Bedeutung. Jedes Beisammensein, bei dem Sie und Ihr Angehöriger sich miteinander wohlfühlen, tut gut – wie etwa in den Arm genommen und gehalten werden. Wenn die Behandlung überstanden ist, kommt meistens die Lebensfreude und mit ihr die Lust zurück.

Eine weitere gute Nachricht ist: Die meisten Erkrankten bezeichnen ihren Partner als die wichtigste Kraftquelle, um die schwere Zeit durchzustehen. Damit beeinflusst eine gute partnerschaftliche Beziehung das Behandlungsergebnis nachweislich positiv. Das unterstreicht, wie wichtig Sie

„ICH HELFE DIR!“ WORAN SIE DENKEN SOLLTEN

WELCHE HILFE WIRD BENÖTIGT?

Im Alltag fallen viele kleine Aufgaben an, die einen an Krebs erkrankten Menschen überfordern können. Legen Sie eine Liste an, was ansteht. Sie müssen sich nicht um alles selbst kümmern. Viele Aufgaben lassen sich an andere delegieren. Auch Angehörige, die Kilometer entfernt wohnen, leisten einen wichtigen Beitrag, indem sie den Erkrankten zum Beispiel regelmäßig anrufen.

Zum Beispiel: Fahrdienste zu Arztterminen, Begleitung zu Arztterminen, psychische Unterstützung durch regelmäßige Telefonate, Besuche, einkaufen, putzen, Wäsche erledigen, Blumen, Garten gießen, Briefkasten leeren, Haustier versorgen/Gassi gehen, kümmern um die Medikamente und Apothekengänge, Abrechnung mit der Krankenkasse, Recherche zu Kliniken, Studien, Zweitmeinung, häusliche Pflege.

WER ÜBERNIMMT WAS?

Oft helfen Menschen unentgeltlich. Nachbarn leeren etwa gerne den Briefkasten oder gießen Blumen während eines Klinikaufenthalts. Daneben lassen sich Aufgaben an Dienstleister abgeben. Vorher unbedingt die Kosten klären! Wenn Pflege notwendig wird, Beratungsgespräch mit der Krankenkasse vereinbaren.

Zum Beispiel: Freunde, Nachbarn, Nachbarschaftshilfe, Essensdienst wie Essen auf Rädern, Lieferdienst vom Supermarkt, Reinigungskraft, professionelle Gassigeher, Taxidienst (die Krankenkasse trägt die Kosten für Fahrten zu ambulanten Therapien, die medizinisch notwendig sind), ambulante Pflegedienste.

als Begleitperson sind. Wie ein Paar die Herausforderungen meistert, muss jedes für sich herausfinden. Jede Beziehung tickt anders. Liebe und Vertrauen sowie eine gute Kommunikation helfen, die Hürden zu nehmen. Viele Paare wachsen durch die Belastungsprobe stärker zusammen oder gewinnen eine neue Qualität in der Beziehung. Es kommt aber auch vor, dass unausgesprochene Schwierigkeiten deutlicher hervortreten, Paarprobleme sich verschärfen und Menschen sich emotional voneinander entfernen.

Umgehen mit Veränderungen

Krebs ist kein Kurzsprint, sondern gleicht eher einem Marathon. Der Betroffene und Sie als seine Begleitperson brauchen einen langen Atem. Je länger die Krankheit andauert, desto mehr werden Veränderungen spürbar. Die Therapie gibt den Takt für den neuen Alltag vor. Die Tagesform des Erkrankten entscheidet über das soziale Leben, aus dem sich vielleicht ohnehin manche Freunde und Bekannte zurückgezogen haben.

Es ist nicht leicht zu realisieren, dass die Behandlung häufig auch massive körperliche Veränderungen mit sich bringt. Für Ihren Angehörigen kann sich der Körper in dieser Zeit fremd anfühlen. Es braucht seine Zeit, um sich an das neue Körperbild zu gewöhnen und die Veränderungen zu akzeptieren. Einige treten zwar nur vorübergehend auf. Die Haare zum Beispiel wachsen wieder nach. Das Gewicht stabilisiert sich. Ein künstlicher Darmausgang (= Stoma) wird häufig zurückverlegt. Andere bleiben jedoch zeitlebens bestehen wie etwa der Verlust einer Brust, das sichtbare Röhrchen in der Luftröhre (= Tracheostoma) oder Operationsnarben.

Es hängt von der individuellen Krebstherapie ab, wie schnell Nebenwirkungen spürbar sind und wie heftig diese ausfallen. Auch das Geschlecht spielt offenbar eine Rolle. Frauen leiden tendenziell häufiger unter Übelkeit als Männer, haben mehr Schlafprobleme und berichten häufiger von Schmerzen und psychischen Problemen. Die nachfolgend aufgeführten typischen Veränderungen können auftreten:

DEPRESSIVE VERSTIMMUNG

Für Sie ist es mitunter nicht einfach, ein verändertes Verhalten Ihres Herzensmenschen einzuordnen. Es kann deshalb irritieren und sogar wehtun, wenn dieser – anders als sonst – wenig redet, auf Abstand geht oder ihm plötzlich alles gleichgültig ist. Versuchen Sie, diese Reaktionen nicht unwillkürlich auf sich zu beziehen. Es kann einfach nur bedeuten, dass Ihr Angehöriger erschöpft ist, Ruhe braucht oder Schmerzen hat. Vielleicht reagiert Ihr Angehöriger auch nur Ihnen gegenüber gereizt und aggressiv, aber nicht gegenüber seinem Therapeuten oder Arzt. Das kann bedeuten, dass er sich bei Ihnen sicher genug fühlt, seine Gefühle offen zu zeigen. Bei allen Krebsbetroffenen zehrt die Behandlung an den Kräften, körperlich wie psychisch. Selbst alltagsübliche Tätigkeiten fallen schwer, wie morgens aufstehen, duschen, sich anziehen. Sorgen und Ängste lasten auf der Seele. Studien zeigen, dass Menschen mit einer Krebserkrankung anfälliger sind für Depressionen. Dabei ist der Übergang von zeitweisem Rückzug und Trübsinn hin zu einer depressiven Episode fließend. Als Angehöriger kennen Sie Ihren Herzensmenschen normalerweise gut und können Beschwerden möglicherweise besser einordnen. Wenn der Betroffene alles negativ erlebt, ihm gar nichts mehr Freude bereitet und antriebslos ist, sollten sie professionelle Hilfe suchen. Vorsicht mit Johanniskraut! Erst den behandelnden Arzt fragen, es kann zu Wechselwirkungen mit Krebsmedikamenten kommen. Bei einer Depression gilt ein Mix aus Medikamenten und Psychotherapie als bewährter Standard.

ERBRECHEN, ÜBELKEIT, DURCHFALL

Bestimmte Medikamente (= Antiemetika) sorgen dafür, dass die Chemotherapie besser vertragen wird. Trotzdem kann es vorkommen, dass Patienten über therapiebedingte Übelkeit klagen und/oder sich erbrechen. Ruhe und Ablenkung können dann guttun. Fragen Sie Ihren Angehörigen, wonach ihm in solch einer Situation ist. Stress kann Unwohlsein verstärken, sodass vorbeugend auch Entspannungsübungen wie Yoga oder Qigong empfohlen werden. Als Folge der Chemo- oder Strahlentherapie klagen manche über Durchfall. Bei unkompliziertem Verlauf gilt der Wirkstoff Loperamid als Mittel der Wahl. Bei anhaltenden Beschwerden oder wenn der Durchfall im Zusammenhang mit einer Immuntherapie auftritt, sollten Betroffene ihren Arzt informieren. Der Durchfall kann auf eine überschießende Immunreaktion hindeuten und sollte abgeklärt werden.

GEWICHTSVERLUST

Die Mehrzahl der Krebserkrankungen geht mit einem ungewollten Gewichtsverlust einher. Fast jeder Zweite verliert sichtbar an Fett und Muskelmasse. Bei bestimmten Krebsarten im Kopf-Hals-Bereich und oberen Magen-Darm-Trakt, bei Non-Hodgkin-Lymphom und kleinzelligem Lungenkrebs sind sogar noch mehr Patienten betroffen. Die Ursachen sind vielfältig: Der Krebs verändert den Stoffwechsel und

PERÜCKE AUF REZEPT

Manche Patientinnen möchten als Haarersatz eine Perücke tragen. Der Arzt kann ein Rezept ausstellen, das bei einem Zweithaarspezialisten einzulösen ist. Am besten macht man einen Beratungstermin aus, bevor die Haare ausgehen. Perücken können aus Echthaar oder Kunsthaar, handgeknüpft oder maschinell gefertigt sein. Vorher die Kostenübernahme mit der Krankenkasse klären. Alternativ eignen sich Tücher oder Mützen.

schwächt den Körper. Schlucken fällt schwer. Die Lust am Essen schwindet. Nährstoffe werden im Magen-Darm schlechter verwertet. All das kann zu einer Mangelernährung führen. Das ist deshalb gefährlich, weil das nicht nur das Befinden beeinträchtigt und anfälliger für Infektionen macht, sondern auch die Prognose verschlechtern kann. Ein Ernährungsberater vermittelt im Gespräch mit dem Betroffenen, wie es am besten gelingt, trotz allem genug Kalorien zuzuführen, ohne geschmackliche Vorlieben außer Acht zu lassen (siehe Ernährung ab Seite 98). Manchmal ist es sinnvoll, ergänzend Astronautenkost und hochkalorische Trinknahrung zu sich zu nehmen. Zum Einsatz kommen auch appetitsteigernde Mittel, Psychopharmaka sowie Cannabinoide. Eine psychologische Unterstützung kann ebenfalls helfen.

GESTÖRTER SCHLAF

Ausreichend gut zu schlafen ist wichtig für eine stabile Psyche und für die Immunabwehr. Zwei von drei Krebsbetroffenen entwickeln jedoch irgendwann eine Schlafstörung. Sie haben Mühe, ein- oder durchzuschlafen, und empfinden die Nachtruhe als nicht erholsam. Schuld können die Medikamente, aber auch Schmerzen, Nervenschäden oder andere Beschwerden sowie nächtliche Grübelschleifen sein. Unterstützen Sie Ihren Angehörigen darin, bei anhaltenden Schlafproblemen ärztlichen Rat zu suchen. Für eine begrenzte Zeit können Medikamente sinnvoll sein, etwa bestimmte Antidepressiva oder Benzodiazepine. Letztere machen jedoch schnell abhängig und gehen mit Nebenwirkungen einher. Wichtig ist deshalb, deren Nutzen und Risiken sorgfältig abzuwägen. Frei verkäufliche, auch pflanzliche Mittel sind oft eine gute Alternative. Und: auf Schlafhygiene achten.

HAARAUSFALL

Krebsmedikamente (= Zytostatika) verteilen sich über das Blut im ganzen Körper. Dabei attackieren sie nicht nur die Krebszellen, sondern auch gesunde Zellen, die sich rasch teilen. Dazu gehören die Haarfollikel. Neben den Haaren auf der Kopfhaut fallen auch Augenbrauen, Wimpern, Bart- und Achselhaare sowie die Haare im Intimbereich aus. Mit Kühlhauben wird manchmal versucht, den Haarausfall auf dem Kopf zu begrenzen. Nach Beendigung der Therapie, sobald der Körper die Zytostatika ausgeschieden hat, wachsen die Haare im Normalfall wieder nach. Aber: Nicht jede medikamentöse Tumorbehandlung führt zu Haarausfall. Das hängt von der Art und der Dosis der Medikamente ab.

HAUT- UND SCHLEIMHAUTVERÄNDERUNGEN

Energiereiche Strahlen und Zytostatika ziehen auch Haut und Schleimhäute massiv in Mitleidenschaft. Die Haut kann sich röten, austrocknen und jucken. Regelmäßiges Eincremen mit harnstoffhaltigen Pflegeprodukten (= 5 bis 10 Prozent Urea) hilft, die Haut zu schützen. Nägel werden leicht brüchig und anfälliger für Pilzinfektionen. Es hilft, sie gerade und nicht zu kurz zu schneiden und Schutzlack aufzutragen. Bei Nagelpilz verschreibt der Arzt Lacke oder Tabletten mit Antipilzwirkstoff (= Antimykotika). Die Mundschleimhaut kann sich schmerzhaft entzünden, sodass Kauen und Schlucken schwerfällt. Lösungen zum Mundspülen und Schmerzmittel lindern die Beschwerden im Mund.

HÖHERE INFEKTANFÄLLIGKEIT

Ob durch den Tumor selbst oder als Folge der Therapie: Viele Krebsbetroffene haben mit einem geschwächten Immunsystem zu kämpfen. Sie werden anfälliger für Infektionen. Erkältungen oder Blasenentzündungen treten häufiger auf oder verlaufen schwerer. Zur Immunabwehr gehören die weißen Blutkörperchen (= Leukozyten). Bei Gesunden wehren sie Krankheitserreger erfolgreich ab. Ihre Anzahl nimmt bei Krebs jedoch deutlich ab. Hygienemaßnahmen wie Händewaschen und Mund-Nasen-Schutz helfen Erkrankten, sich vor Keimen zu schützen. Nach der Therapie dauert es normalerweise wenige Wochen, bis die Immunabwehr sich erholt hat. Ausnahme ist eine Stammzelltransplantation, bei der Betroffene viele Monate stark infektionsgefährdet sind.

NERVENSCHÄDEN (= NEUROPATHIE)

Es beginnt oft mit Kribbeln, Brennen und Gefühlen wie Ameisenlaufen an Fingerspitzen und Fußsohlen. Genauso können sich die ganzen Hände und Füße taub, pelzig oder eingeschlafen anfühlen. Dahinter können Nervenschäden stecken, die durch die Krebsmedikamente oder eine Bestrahlung ausgelöst werden. Auch der Tumor selbst kann zu solchen Missempfindungen führen. Betroffene haben zum Beispiel Mühe, eine Flasche aufzudrehen oder sich die Hose zuzuknöpfen, das Gleichgewicht zu halten und nicht hinzufallen, Schmerzen, Kälte- oder Wärmereize zu spüren.

Bei den einen zeigen sich erste Anzeichen schon in den ersten Behandlungszyklen, bei anderen erst verzögert. Wichtig ist, den Arzt umgehend darüber zu informieren. Manchmal ist es möglich, auf ein anderes Medikament zu wechseln, die Dosis anzupassen oder mithilfe von Medikamenten gegenzusteuern. Die gute Nachricht ist: In vielen Fällen bilden sich die Nervenschäden von selbst wieder zurück, wenn die Behandlung abgeschlossen ist.

AN DIE MEDIKAMENTE DENKEN

Tabletten am besten mit aufrechtem Oberkörper und einem Glas Wasser einnehmen. Wenn Schlucken schwerfällt: Es geht leichter, wenn man dabei den Kopf leicht nach vorn beugt. Tabletten nicht einfach teilen oder zerstoßen, sondern erst in der Apotheke nachfragen. „Nach den Mahlzeiten einnehmen" bedeutet, gut zwei Stunden Abstand zum Essen einzuhalten. Für Vergessliche: Mit einer Dosierhilfe lassen sich Medikamente für morgens, mittags und abends sowie für die Woche vorsortieren. Nur Tabletten, die verlässlich eingenommen werden, können wirken. Sie unterstützen Ihren Angehörigen, indem Sie ihn an die Einnahme seiner Arzneimittel erinnern.

SCHMERZEN

Schmerzen treten vor allem bei fortgeschrittenen Krebserkrankungen auf. Mit einer individuell zugeschnittenen Schmerztherapie lassen sie sich in der Regel gut beherrschen. Dafür ist es notwendig, dem Arzt genau zu sagen, wann die Schmerzen auftreten, ob zum Beispiel nur bei Belastung oder auch in Ruhe, und wie stark diese auf einer Skala von eins bis zehn sind. Richtig eingesetzt und dosiert machen die Mittel nicht abhängig. Die Behandlung sollte sich an Art und Stärke der Schmerzen ausrichten. Zunächst kommen meist Mittel wie Ibuprofen, Paracetamol oder Metamizol zum Einsatz. Um starke Schmerzen zu lindern, kann es nötig sein, auf morphinartig wirkende Opioide oder noch stärkere Schmerzmittel umzustellen. Je nach Bedarf können die Wirkstoffe auch kombiniert werden. Die Weltgesundheitsorganisation (= WHO) empfiehlt in ihrem Stufenschema zur Schmerzbehandlung für alle drei Stufen bestimmte Kombinationen. Niemand sollte Schmerzen einfach aushalten müssen. Speziell ausgebildete Schmerztherapeuten in der Klinik oder in Schmerzambulanzen helfen, die passende Medikation zu finden. Wenn der Tumor Tochtergeschwulste im Knochen gebildet hat, können diese den Knochen zerstören und starke Schmerzen auslösen. Neben starken Schmerzmitteln gelten dann Bisphosphonate als Mittel der Wahl, um den Knochenbau zu hemmen.

CHRONISCHE MÜDIGKEIT / ERSCHÖPFUNG (= FATIGUE)

Viele Betroffene leiden während und nach der Therapie an extremer Müdigkeit. Nahezu alle Patienten klagen während der Bestrahlung, Chemo- oder Immuntherapie darüber. Gerade bei Lymphomen, Leukämien oder metastasierendem Brustkrebs hält die ausgeprägte Erschöpfung teils noch jahrelang an; Experten schätzen, bei 40 Prozent. Es gibt zahlreiche Ursachen für die Fatigue genannte Tumorerschöpfung. Da ist der Krebs selbst. Dazu kommen die Folgen der Therapie, Schmerzen, die Kraft rauben, Blutarmut, aber auch hormonelle Einflüsse. Wer das Gefühl nicht aus eigener Erfahrung kennt, tut sich schwer damit, nachzuempfinden, wie sehr Betroffene leiden. Sie sind ständig extrem müde, ihnen fehlt jede Energie. Sie haben Schlafstörungen und können sich wegen des Nebels im Kopf schlecht konzentrieren. Schon einfachste Dinge überfordern sie, was sie zunehmend verzweifeln lässt. Ihr Ruhebedürfnis steht in keinem Verhältnis

AUS DEM LEBEN

VERSTÄNDNIS UND FEINGEFÜHL

Christa J. musste sich mit großer Trauer schon von vielen guten Freundinnen und Freunden verabschieden. Zuletzt hat die 83-Jährige mit ihrer Herzensfreundin den Schock einer Krebsdiagnose durchlebt. „Zuerst haben wir nur zusammen geweint, uns an den Händen gehalten, geschwiegen und geredet." Leichter fielen Christa J. die praktischen Dinge, die sie für ihre Freundin und ihren Mann tun konnte: Lieblingsblumen, schöne Nachthemden in ihrer Lieblingsfarbe schenken und immer wieder Leibspeisen kochen und auch zusammen essen. „Mit ein bisschen Fantasie fallen einem immer wieder neue Ideen ein, um die traurigen Gedanken aufzuhellen." Oft gelingt dies auch nicht. „Ich habe mit meiner Freundin immer nur darüber geredet, was sie selbst angesprochen hat, die Gespräche nicht forciert. Es war für mich ein langer, sehr wertvoller Abschied mit ihr und von ihr."

zu vorausgegangenen körperlichen Anstrengungen. Verständlich, wenn Ihr Angehöriger den Körper instinktiv schonen will, aber genau das sollte er vermeiden. Unterstützen Sie ihn vielmehr dabei, sich möglichst regelmäßig zu bewegen. Bewegung lindert nachweislich die Tumorerschöpfung. Um Ihren Angehörigen wirksam zu begleiten, ist es wichtig, dass Sie die Fatigue akzeptieren und nicht als Müdesein ansehen, dem man mit ausreichend Schlaf beikommt. Nehmen Sie im Alltag Rücksicht und überfordern Sie Ihren Angehörigen nicht. Planen Sie gemeinsame Aktivitäten zu Tageszeiten, an denen Ihr Angehöriger sich am fittesten fühlt.

Kommunikation – über Krebs reden

Unterstützen ist eine Gratwanderung. Es ist nicht einfach, das richtige Maß dafür zu finden und immer den richtigen Moment zu treffen. Viele An- und Zugehörige sind rund um die Uhr in Sorge um den Erkrankten. Doch was gut gemeint ist, empfindet dieser leicht als übergriffig, er fühlt sich gemaßregelt und wider Willen zur Dankbarkeit verpflichtet. Intensives Kümmern kann anderen auch zu viel werden.

Mit Verständnis und Fingerspitzengefühl

Ihre Aufgabe besteht darin, sensibel auszuloten, wann guter Rat und welche Hilfe gefragt sind. Das Begleiten von kranken Menschen braucht Feingefühl. Es geht um eine Balance zwischen Fürsorge und dem Respektieren der Eigenständigkeit Ihres Angehörigen. Hüten Sie sich davor, ihn zu bevormunden und mit Ratschlägen zu überschütten. Menschen mit Krebs sind zwar krank, möchten aber weiterhin selbst entscheiden, was sie betrifft. Respektieren Sie diese Grenzen. Fragen Sie ganz offen, wie Sie unterstützen können und wo konkret Hilfe benötigt wird. Akzeptieren Sie, wenn ihm die Energie fehlt, einen Tipp von Ihnen umzusetzen, und gerade nichts geht.

Natürlich möchten Sie Ihrem Herzensmenschen Mut machen, wenn dieser schwindet. Gerade in verzweifelten Momenten tun tröstende, motivierende Worte gut. Oft hilft das, die fordernde Behandlung durchzustehen. Vermeiden Sie aber simple Phrasen und Durchhalteparolen wie „Du schaffst das!" oder „Du musst nur positiv denken!" An- und Zugehörigen ist oft nicht bewusst, dass sie den Erkrankten damit unter

FLOSKELN VERMEIDEN

Im Gespräch mit dem Erkrankten sollten An- und Zugehörige unerbetene Ratschläge, Gebote und Verbote vermeiden. Abzuraten ist auch davon, ungefragt von anderen Krebskranken zu erzählen, die man kennt. Besser: Offene Fragen stellen und gut zuhören.

−	+
Bewegung ist wichtig! Du musst dich jeden Tag bewegen.	Wann hast du heute Lust auf einen Spaziergang? Ich begleite dich gerne.
Sag Bescheid, wenn du Hilfe brauchst.	Wie kann ich dich unterstützen? Ich kann anbieten …
Ich kann mir genau vorstellen, wie du dich fühlst.	Wie geht es dir? Oder magst du heute nicht darüber sprechen?
Du musst nur positiv denken.	Was macht dich so traurig?
Wird schon wieder!	Was macht dir Angst?
Ach, das sind doch nur Haare!	Ich fühle mit dir und weiß nicht, was ich sagen soll.
Reiß dich einfach zusammen.	Warum magst du nichts essen?
Das strengt dich zu sehr an.	Möchtest du in den Garten gehen?
Du willst bestimmt eine Jacke.	Draußen ist es kalt. Darf ich dir deine Jacke geben?
Dein Kollege Fritz kommt dich übrigens besuchen.	Wer soll dich im Krankenhaus besuchen?

Druck setzen können. Versuchen Sie, andere motivierende Worte zu finden (siehe Kasten Seite 79). Studien beweisen, dass eine positive Grundhaltung von Krebsbetroffenen die Heilungschancen zum Guten hin beeinflussen kann. Begleitpersonen müssen aber nicht ständig Positivität versprühen. Motivieren bedeutet nicht, für die gute Laune zuständig oder blauäugig zu sein. Spielen Sie Unbekümmertheit vor allem nicht vor, wenn Sie tatsächlich tief besorgt sind.

Vielleicht entdecken Sie für sich als Paar oder als Familie ein persönliches Motto, das Sie durch diese Zeit trägt, wie zum Beispiel: „Den Berg bezwingen wir“ oder „Gemeinsam sind wir stark.“ Vermitteln Sie Zuwendung und Geborgenheit und signalisieren Sie Ihrem Herzensmenschen: Ich bin für dich da. Das gelingt zum Beispiel, indem Sie Inseln schaffen, wo die Erkrankung fast in Vergessenheit gerät, etwa bei gemeinsamen Hobbys.

Um heikle Themen wie Geld oder Vollmachten (siehe Kasten rechts) kommt man als Paar oder Familie nicht herum. Es ist wichtig, in einem passenden Moment über die finanzielle Lage, etwa über das Einkommen oder die anstehenden Kosten einer Behandlung zu reden. In Ruhe sollte auch zur Sprache kommen, wer was entscheidet, wenn Ihr Angehöriger dazu nicht mehr in der Lage ist oder wenn er nicht mehr kämpfen will und eine Therapie verweigert.

Als Freund und als Kollegin: in Kontakt bleiben

Menschen, die nicht zum engsten Familienkreis gehören, können Krebsbetroffene ebenfalls wirksam unterstützen. Was Freundinnen, Nachbarn und Kollegen meist nicht bewusst ist: Sie können eine emotionale Lücke füllen, vieles objektiver einschätzen und die Angehörigen punktuell entlasten. Viele

SELBSTBESTIMMT VORSORGEN

Diese drei Dokumente müssen schriftlich verfasst und eigenhändig unterschrieben werden. Eine notarielle Beglaubigung ist nicht zwingend erforderlich.

VORSORGEVOLLMACHT
Dadurch benennt man eine Person, die über wichtige Angelegenheiten entscheiden soll, wenn man selbst dazu nicht mehr in der Lage ist. Weder Sie als Angehöriger noch die eigenen Kinder sind dazu automatisch berechtigt. Ausnahme: Für Verheiratete und eingetragene Lebensgemeinschaften gibt es ein Notvertretungsrecht in Gesundheitsfragen, sofern keine Vorsorgevollmacht vorliegt oder das Paar nicht getrennt lebt. Es gilt nur für sechs Monate.

BETREUUNGSVERFÜGUNG
Wenn im Bedarfsfall keine Vorsorgevollmacht vorliegt, bestimmt das Betreuungsgericht einen Betreuer. In einer Betreuungsverfügung kann man festlegen, welche Person das Gericht auswählen soll oder welche keinesfalls. Im Unterschied zur Vollmacht ist das Gericht also einbezogen und kontrolliert den Betreuer.

PATIENTENVERFÜGUNG
Darin legt man vorsorglich fest, wie man ärztlich behandelt werden möchte und wann auf medizinische Maßnahmen wie zum Beispiel eine künstliche Ernährung oder Beatmung verzichtet werden soll, wenn man nicht mehr selbst entscheiden kann. Die Verfügung ist für Ärzte bindend. Sie sollte jedoch alle ein bis zwei Jahre neu mit aktuellem Datum unterschrieben werden.

Menschen verunsichert die Nachricht „Krebs“, sie wissen nicht, wie sie sich nun verhalten sollen. Aus Hilflosigkeit oder falscher Rücksichtnahme scheuen sie, sich zu melden oder einen Besuch zu machen. Das ist verständlich. Doch man sollte sich auch vor Augen halten, wie das bei dem Erkrankten ankommt. Was empfindet er, wenn Freunde nach so einer Diagnose abtauchen und mit lieb gewonnenen Kollegen plötzlich Funkstille herrscht? Das schmerzt und bedeutet zusätzlichen Psychostress.

Besser ist es, offen mit dem Erkrankten darüber zu sprechen, etwa indem man bei einem Telefonat oder einem

MIT KINDERN ÜBER KREBS REDEN

Was Sie Ihrem Nachwuchs über die Krebserkrankung erzählen, hängt vor allem vom Alter der Kinder ab. Darauf sollten Sie aber immer achten:

BEI DER WAHRHEIT BLEIBEN
Kinder und Jugendliche spüren, wenn Erwachsene unaufrichtig sind. Das kann dazu führen, dass sie sich noch mehr Sorgen machen.

AN DAS ALTER ANPASSEN
Das Wort „Krebs" kennen schon Kinder im Kindergartenalter, auch wenn sie nicht viel damit verbinden. Je älter die Kinder werden, desto mehr können Sie ihnen erklären.

ALLE FRAGEN ZULASSEN
Wichtig ist, dass Kinder und Jugendliche das Gefühl haben, Fragen stellen und Sorgen äußern zu dürfen. Antworten Sie, so gut Sie können, aber nicht mehr. Überfrachten Sie die Kinder nicht mit Informationen.

NICHT ZU VIEL EINFORDERN
Sagen Sie konkret, wo die Kinder Sie etwa im Haushalt unterstützen und was sie nun möglichst selbständig erledigen sollen. Achten Sie aber darauf, nicht zu viel Hilfe einzufordern und den Kindern noch genügend Freiräume zu lassen.

KEIN PARTNERERSATZ
Kinder und Jugendliche sollten niemals die Rolle des erkrankten Partners übernehmen müssen. Wenn Sie Probleme und Redebedarf haben, kontaktieren Sie eine Freundin oder einen Freund oder suchen Sie professionelle Hilfe.

Treffen mit einer Frage einsteigt. Zum Beispiel: „Ich habe von deiner Diagnose gehört. Darf ich fragen, wie es dir geht?" So kann der Betroffene selbst entscheiden, ob und wie viel er über die Krankheit reden will. Allein das Zuhören ist oft Trost. Auch praktische Unterstützung kann gut ankommen, etwa einen Fahrdienst übernehmen, stundenweise auf die Kinder aufpassen, für die Familie am Sonntag kochen. Wenn der Anruf oder ein Besuch gerade nicht gelegen kommt, werden es der Betroffene oder die Familie sicher sagen. Dann kann man es zu einem anderen Zeitpunkt einfach erneut versuchen. Auch sollten Freunde und Kollegen, die ja in der Regel nicht täglich mit dem erkrankten Menschen Umgang haben, nachsichtig sein, wenn dieser unaufmerksam ist, eine Verabredung kurzfristig absagt oder ein Angebot ablehnt. Vielleicht ist er an einem anderen Tag fitter. Zwischendurch zeigen kleine Aufmerksamkeiten, wie ein Tulpenstrauß oder ein kurzer Gruß per Handy, dass man gerade an diesem Tag, etwa vor einer Untersuchung, an den Betroffenen denkt. Wichtig ist: einfach dranbleiben – denn die Erkrankung kann sich über Monate und Jahre ziehen.

Im Umkehrschluss bedeutet das: Je besser das soziale Umfeld Bescheid weiß, desto besser kann es unterstützen. Besprechen Sie als engste Begleitperson mit Ihrem Angehörigen, wem und wie viel Sie von seiner Krebserkrankung erzählen dürfen. Respektieren Sie die Wünsche. In manchen Phasen der Erkrankung müssen Sie jedoch aktiv auf Freunde, Kollegen und Bekannte zugehen und Kontakte aufrechterhalten, weil Ihr Angehöriger das kaum mehr alleine schafft.

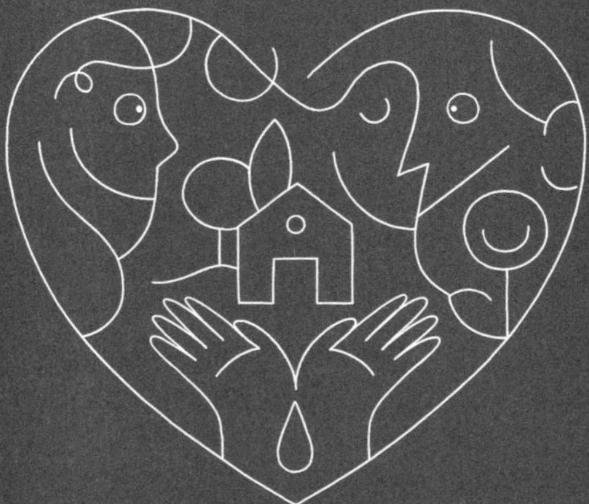

3

Praktische Tipps für den Alltag

DAS LEBEN GESTALTEN

Das Bedürfnis, selbst etwas zu tun

Ihr Angehöriger und Sie werden im Laufe der Zeit zwangsläufig Experten der Krankheit: Sie lesen sich tief in die Materie ein, kennen Fachbegriffe und ziemlich viele Statistiken, wägen Therapiemöglichkeiten ab und entscheiden mit. Zudem wächst bei den meisten Krebsbetroffenen das Bedürfnis, selbst zu ihrer Genesung beizutragen. Sie möchten sich dem Schicksal nicht ausgeliefert fühlen. Auch wenn sie den Behandlungen zugestimmt haben und wissen, dass sie nötig sind. Denn Krebs verschwindet nicht allein durch Selbstheilungskräfte. Aber Patienten, die zusätzlich selbst aktiv werden, haben es oft leichter, die harte Zeit zu überstehen. Das Erleben, etwas gestalten und Einfluss nehmen zu können, hilft nachweislich bei der Krankheitsbewältigung.

Ergänzende Therapieformen prüfen und abwägen

Das Angebot an komplementären, also ergänzenden Krebstherapien ist riesig. Es reicht von Akupunktur über Hitzeanwendungen und Heilkräuter bis hin zu Meditation und Yoga. Bei vielen Maßnahmen fehlen allerdings belastbare Daten zur Wirksamkeit. Rund die Hälfte aller Krebsbetrof-

VORSICHT: SCHARLATANE!

Schwerkranke Menschen greifen verständlicherweise nach jedem Strohhalm. Umso wichtiger ist es, unterstützende Angebote kritisch zu prüfen. Achten Sie zum Beispiel darauf, ob der Anbieter …

- **… sich nach der Diagnose und den bisherigen Behandlungen erkundigt.**
- **… bereit ist, mit Ihrem Angehörigen und Ihnen über mögliche Wechselwirkungen zwischen der komplementärmedizinischen Behandlung und der Krebstherapie Ihres Angehörigen zu sprechen.**
- **… verständlich erklärt, warum speziell diese komplementärmedizinische Behandlung empfehlenswert ist.**
- **… Möglichkeiten und Grenzen der Behandlung realistisch und verständlich darstellt.**
- **… konkrete Auskunft über Ziele, Inhalte, Dauer und Kosten der geplanten Behandlung darstellt.**
- **… Ihnen angemessene Bedenkzeit einräumt und Ihnen ermöglicht, sich frei dafür oder dagegen zu entscheiden.**
- **… Ihre Entscheidung respektiert.**
- **… eine nachvollziehbare Rechnung für die Behandlung vorlegt.**

fenen wendet dennoch neben der konventionellen Therapie eine oder mehrere ergänzende Methoden an. Schulmedizin und alternative Verfahren? Beides muss sich nicht ausschließen, wenn es sich sinnvoll ergänzt. Jede Methode, die zur Genesung beitragen und Beschwerden lindern kann, sollte angeboten werden, solange ihr Nutzen nachgewiesen ist. Aber Vorsicht: Es gibt kein komplementärmedizinisches Verfahren, das nachnachweislich gegen Krebs wirksam ist. Mit der Verzweiflung von schwerkranken Menschen lässt sich viel Geld verdienen. Das lockt leider auch unseriöse Anbieter auf den Markt. Manches angebliche Wundermittel weckt allenfalls falsche Hoffnungen. Wer allerdings eine notwendige Behandlung auch nur verzögert, weil er auf unseriöse Alternativverfahren hofft, riskiert sehr viel.

ENTSPANNUNGSMETHODEN FÜR KÖRPER UND GEIST

AUTOGENES TRAINING
Formelhafte Sätze sollen den Körper in einer Art Selbsthypnose in tiefe Entspannung führen.

MEDITATION
Ziel ist es, Gefühle und Gedanken wahrzunehmen, ohne diese zu bewerten.

MINDFULNESS-BASED-STRESS-REDUCTION (= MBSR)
ist ein Programm zur Stressbewältigung durch Achtsamkeit.

PROGRESSIVE MUSKELENTSPANNUNG NACH JACOBSON
Durch gezieltes Anspannen und Lockern von Muskelgruppen soll der Körper lernen, in eine tiefe Entspannung zu kommen.

QIGONG
gehört zur Traditionellen Chinesischen Medizin. Die Übungen sollen die Lebensenergie Qi zum Fließen bringen.

TAI-CHI
Feste, fließend ausgeführte Übungsabfolgen dieser alten chinesischen Kampfkunst sollen die Körperwahrnehmung stärken.

YOGA
Die körperlichen und geistigen Übungen sollen beruhigen und Kraft und Beweglichkeit fördern. Es gibt viele verschiedene Yogaformen, auch welche, die für Anfänger geeignet sind.

Ihr Angehöriger und Sie sollten deshalb nichts im Stillen tun, sondern vorher den behandelnden Arzt ins Vertrauen ziehen und um Rat fragen (siehe Kasten Seite 87). Rein statistisch besteht bei drei von zehn Krebsbetroffenen, die ergänzende Therapieformen anwenden, die Gefahr von gravierenden Wechselwirkungen mit der konventionellen Therapie. Ein Beispiel: Eine Tasse Grüner Tee am Tag ist harmlos. Kapseln mit Grüntee-Extrakt wiederum können unter Umständen die Wirkung bestimmter Krebsmedikamente abschwächen. Ein anderes Beispiel: Aloehaltige Lotionen und Cremes sind tabu, um einen Ausschlag nach der Bestrahlung zu behandeln. Während der Krebstherapie sollte Ihr Angehöriger auch keine Antioxidantien wie Vitamin C nehmen, weil sich diese negativ auf die Heilung auswirken können. Es sei denn, es besteht ein nachgewiesener Vitaminmangel. Das Gleiche gilt auch für Vitamin D: Einen Mangel sollte man unbedingt ausgleichen.

Erst grünes Licht vom Arzt

Für jede Kapsel, jede Pille, jedes Pulver sollte Ihr Angehöriger erst grünes Licht vom behandelnden Onkologenteam einholen. Denn nicht alle Produkte eignen sich bei jeder Krebsart. Hoch im Kurs bei Tumorpatienten stehen Mistelpräparate. Diese werden unter die Haut gespritzt. Wirklich überzeugende Daten zur Misteltherapie existieren aber nicht. Bei Krebsarten wie Leukämien oder Lymphomen soll die Mistel nicht angewendet werden. Nachfragen empfiehlt sich auch bei pflanzlichen Heilmitteln wie Johanniskraut, Ingwer, Sonnenhut oder Knoblauch und anderen, die gemeinhin als sanft und harmlos gelten. Ingwertee zum Beispiel verträgt sich nicht mit jedem Medikament gegen Übelkeit. Pflanzliche Mittel können die Lebensqualität der Erkrankten zwar verbessern, aber auch Krebsmittel abschwächen oder gefährlich verstärken.

Besonders beliebt sind zudem Entspannungsmethoden für Körper und Geist, häufig auch Mind-Body-Verfahren genannt. Dabei lernen Übende, sich zu entspannen, achtsam mit sich selbst umzugehen und genau zu spüren, was ihnen guttut und was nicht. Dahinter steht die Überzeugung: Wer lernt, gezielt abzuschalten, kommt besser mit Stressbelastungen klar. Bei Stress läuft der Körper auf Hochtouren. Er

Praktische Hilfen im Alltag

Ihr Angehöriger kann selbst viel tun, um Nebenwirkungenen der Therapie zu lindern, zum Beispiel auf Rauchen und Alkohol verzichten. Dabei können Sie ihn unterstützen:

FÜR DIE HAUT

- Regelmäßig mit harnstoffhaltiger Pflege (5 bis 10 Prozent) eincremen
- Auf alles, was die Haut reizen könnte, verzichten
- Keine enge Kleidung tragen, keine Schuhe, die drücken
- Nicht lange baden, sondern kurz, nicht zu heiß duschen
- Nägel gerade kürzen, evtl. härtenden Nagellack auftragen
- Beim Putzen, bei der Gartenarbeit Schutzhandschuhe tragen
- Hände vor Kälte schützen
- Draußen ausreichend Sonnenschutz auftragen

BEI ENTZÜNDUNGEN IM MUND

- Auf gute Mundhygiene achten, Zahnzwischenräume vorsichtig reinigen und weiche Zahnbürste verwenden
- Mund spülen mit Wasser oder Kochsalzlösung (9 Gramm Kochsalz auf 1 Liter abgekochtes Wasser)
- Weiche Kost essen, auf scharfe Speisen verzichten
- Eiswürfel mit abgerundeten Kanten oder gefrorene Früchte lutschen

BEI ÜBELKEIT

- Mehrere kleine, leichte, appetitlich angerichtete Mahlzeiten und Snacks über den Tag verteilt essen statt wenige große Portionen
- Je nach Empfinden auf stark Gewürztes, Fettes, Scharfes und Süßes sowie auf intensiv riechende Speisen verzichten
- Langsam trinken
- Gut lüften
- Ingwertee (verträgt sich nicht mit jedem Übelkeitsmedikament, vorher beim Arzt nachfragen!)

- Akupressur mit Fingerdruck oder Akupressurband kann helfen
- Nach Erbrechen: gute Mundhygiene, viel trinken

BEI FATIGUE

- So viel Bewegung, Sport wie möglich
- Nicht verausgaben, Pausen einlegen und Kräfte einteilen
- Festen Schlaf-wach-Rhythmus einhalten
- Tagesablauf anpassen, Aktivitäten gezielt planen
- Yoga, Tai-Chi, Qigong

BEI SCHLAFSTÖRUNGEN

- Tagesablauf strukturieren, mittags allenfalls kurze Siesta
- Viel Bewegung und Aktivität tagsüber
- Yoga, Tai-Chi, Qigong
- Auf koffeinhaltige Getränke ab mittags besser verzichten
- Zu-Bett-geh-Routine etwa mit beruhigender Musik oder Tee entwickeln und an feste Schlafenszeiten halten
- Schlafzimmer eher kühl halten

BEI KNOCHENBESCHWERDEN

- Gezieltes Bewegungstraining
- Ausreichend kalziumreich ernähren
- Nicht rauchen, auf Alkohol verzichten
- Akupunktur kann bei Gelenkschmerzen helfen

BEI NERVENSCHÄDEN

- Regelmäßiges Bewegungstraining, um Finger und Zehen beweglich zu halten und das Gleichgewicht zu trainieren
- Professionelle Fußpflege
- Falls eine Operation ansteht: Behandlerteam über Nervenschäden informieren

BEI ERHÖHTER INFEKTANFÄLLIGKEIT

- Gründlich und regelmäßig Hände waschen, auch vor dem Zubereiten und Anreichen der Mahlzeiten
- Wohnung sauber halten und auf Küchenhygiene achten
- Mit Lebensmitteln hygienisch umgehen, Salat, Obst und Gemüse vor dem Verzehr gründlich waschen
- Hust- und Niesetikette einhalten

GEPRÜFTE LEITLINIEN

Die Forschung macht stetig Fortschritte. Welche ergänzende Methode ist ratsam, welche nicht? Neue Erkenntnisse fließen nach sorgfältiger Prüfung durch ein Fachleute-Gremium in die ärztlichen Leitlinien ein. Es gibt verschiedene Qualitätsstufen, die höchste sind die S3-Leitlinien. Alle Patienten- und Gesundheitsleitlinen werden ständig aktualisiert. Mehr Informationen finden Sie unter www.leitlinienprogramm-onkologie.de.

schüttet Stresshormone aus, die nicht mehr komplett abgebaut werden, wenn die Entspannung fehlt. Ob und auf welche Weise es jemand schafft, zur Ruhe und in den Entspannungsmodus zu kommen, und wie jemand entspannt, ist natürlich sehr individuell. Mind-Body-Verfahren können jedenfalls während der Therapie und in der Zeit danach die Lebensqualität von Betroffenen verbessern. Yoga und Tai-Chi wirken sich auch positiv auf die chronische Erschöpfung, schlechten Schlaf und depressive Verstimmung aus. Nicht für alle Verfahren reichen die Daten für allgemeingültige Empfehlungen aus. Aber für Ihren Angehörigen und auch für Sie kann es sich lohnen, auszuprobieren, was ihnen nützt. Anfänger sollten nicht alleine starten. Besser ist, sich von einem erfahrenen Profi anleiten zu lassen, um etwa falsches Üben und Fehlhaltungen zu vermeiden. Kurse bieten zum Beispiel Volkshochschulen, Sportvereine und -studios an.

Bewegung tut gut

Körperliche Aktivität ist wichtig bei einer Krebserkrankung. So wichtig, dass Fachleute raten, gleich nach der Diagnose damit zu beginnen und unbedingt dranzubleiben. Ihr Angehöriger profitiert in vielerlei Hinsicht: Je ausdauernder und kräftiger der Körper, desto besser steckt er die anstrengende Behandlung weg. Das kann sich zum Beispiel durch weniger Nebenwirkungen bei der Chemotherapie zeigen oder weniger Komplikationen nach einer Lungenoperation. Mehr noch: Bei regelmäßiger Bewegung sondern die Muskeln hormonähnliche Botenstoffe (= Myokine) ab, die dazu beitragen, das Wachstum von Krebszellen zu hemmen. Sie ist auch gut für Herz und Kreislauf sowie Knochen und Gelenke, kräftigt die Muskeln und kann helfen, Blutfette und Blutzucker zu normalisieren. Und: Körperliche Aktivität lindert depressive Verstimmung und sorgt für besseren Schlaf. Die Lebensqualität kann sich damit also entscheidend verbessern.

Sport als Teil der Therapie

Es gibt also viele gute Gründe, dieses „Medikament ohne Nebenwirkung" nach Möglichkeit für sich zu nutzen. Ihren Angehörigen sollten Sie daher von Anfang an sanft dazu motivieren. Krebskranke Menschen fühlen sich oftmals zu müde, haben durch die Diagnose weniger Vertrauen in ihren Körper oder Angst, sich zu viel zuzumuten und ihre Lage durch ein zu anstrengendes Training zu verschlimmern, und ziehen sich zurück. Das spiegelt sich auch im Bewegungsverhalten wider. Doch zu viel Schonen schadet mehr, als es nützt. Je weniger die Muskulatur gefordert wird, desto schneller baut sie ab und desto schneller schwinden die Kräfte. Begleitpersonen sind deshalb eine wichtige Stütze, wenn es darum geht, den Alltag trotzdem so aktiv wie möglich zu gestalten. Ermuntern Sie Ihren Angehörigen zu regelmäßiger Bewegung und begleiten Sie ihn im besten Fall. Jeder Schritt, jede Stufe zählt, um beweglich zu bleiben, Selbstvertrauen zurückzugewinnen und die Genesung zu unterstützen.

Welches Pensum an körperlicher Aktivität ratsam ist, weiß der behandelnde Arzt oder der ausgebildete Bewegungstherapeut. Es hängt vom Befinden, von der Fitness und von der aktuellen Belastbarkeit Ihres Angehörigen ab, was geht. Mit einem aktiven Alltag ist schon eine Menge geschafft. Etwa das Einkaufen zu Fuß zu erledigen oder die Treppe statt den Fahrstuhl zu nehmen. Gut, wenn außerdem eine gemeinsame Runde um den Block klappt. Nach und nach können Sie die Spaziergänge weiter ausdehnen. Ihr Angehöriger sollte sich unter der medizinischen Therapie nach Möglichkeit jeden Tag 15 bis 30 Minuten bewegen, zum Beispiel beim Spazierengehen, Nordic Walking, Radfahren oder einem Kräftigungstraining. Sogar anstrengenderes sportliches Training wie etwa gerätegestütztes Krafttraining kann erlaubt sein, wenn von ärztlicher Seite nichts dagegenspricht. Ihr Angehöriger sollte dabei auf seinen Körper hören, nicht übertreiben und auf regelmäßige Pausen achten. Wichtig zu wissen: Das Befinden von Krebsbetroffenen

DER PERSÖNLICHE BLICK

„Lange galt körperliche Aktivität bei Krebs als riskant. Inzwischen ist wissenschaftlich nachgewiesen, dass sich frühzeitige Bewegung positiv auf den Krankheitsverlauf und die Behandlung auswirkt. Trotzdem kommt die Bewegungstherapie leider immer noch zu kurz."

PROF. FREERK BAUMANN, Sportwissenschaftler, Leiter der AG onkologische Bewegungsmedizin an der Universität Köln und Koordinator der S3-Leitlinie „Bewegungstherapie in der Onkologie".

wechselt oft. Was Ihr Angehöriger an einem Tag problemlos wuppt, kann ihn schon am nächsten Tag überfordern.

Dranbleiben – auch nach dem Krebs!

Auch wenn die Behandlung überstanden ist, profitieren Menschen, die körperlich aktiv sind. Bewegung wirkt sich bei manchen Krebsarten günstig auf die Prognose aus. Vermutlich sinkt auch das Rückfallrisiko – der wissenschaftliche Beleg dafür steht aber noch aus. Nicht zuletzt beugt Bewegung nachweislich der extremen Müdigkeit (= Fatigue) vor, unter der viele Krebspatienten leiden. Pauschale Empfehlungen taugen nicht für jede und jeden. Aber als grobe Richtlinie raten Fachleute, sich in der Nachsorge pro Woche mindestens 150 Minuten moderat zu bewegen. Das bedeutet, dass man die Bewegung oder den Sport subjektiv als leicht anstrengend empfindet und dabei nur mäßig ins Schwitzen kommt. Alternativ kann man regelmäßig 75 Minuten pro Woche so Sport treiben, dass man ins Schwitzen kommt und sich nebenher nicht oder kaum mehr locker unterhalten kann. Am besten ist erfahrungsgemäß ein Mix aus einem Teil Kraft- und zwei Teilen Ausdauertraining. Ob Walking, Radfahren oder Pilates: Erlaubt ist in aller Regel jede Bewegung und jede Sportart, die sich gut anfühlt und die Spaß macht. Wer Freude an der Bewegung hat, der bleibt eher dran. Vielleicht lässt sich auch die frühere Lieblingssportart so anpassen, dass Ihr Angehöriger sie ohne Risiko weiter ausüben kann? Und: Zusammen ist man weniger allein. Zu zweit oder in der Gruppe unterwegs zu sein, gibt Ihrem Angehörigen Sicherheit und verpflichtet eher dazu, die Trainingstermine wahrzunehmen. Viele haben auch gute Erfahrungen mit speziellen Krebssportgruppen gemacht.

Beschwerden gezielt angehen

Für manche Krebsbetroffene kommen zudem spezifischere Angebote infrage. Ein regelmäßiges Koordinations- und Vibrationstraining kann zum Beispiel die Beschwerden bei Nervenschäden in Händen und Füßen verringern. Um Lymphödeme von Brustkrebspatienten zu behandeln, sind in vielen Fällen gut dosiertes Krafttraining und auch Schwimmen hilfreich. Auch gezielte Massagen, Lymphdrainage oder eine Kompressionstherapie kommen in Frage. Um eine Harninkontinenz zu bessern, sollten betroffene Frauen und Männer ihre Beckenbodenmuskulatur stärken. Und: Eine individuelle

IN BEWEGUNG KOMMEN

Gute Anlaufstellen sind Physio- und Sporttherapiepraxen, Sportvereine und Fitnessstudios – am besten nahe am Wohnort. Fragen Sie auch in der Hausarztpraxis nach einem Tipp. Eine bundesweite Übersicht bietet etwa der *Deutsche Olympische Sportbund* (www.bewegungslandkarte.de). Bei der Suche nach qualitätsgesicherten Angeboten speziell für Krebsbetroffene hilft etwa das Netzwerk *Onkoaktiv* (www.netzwerk-onkoaktiv.de), der *Bundesverband für Reha-Sport* (www.rehasport-deutschland.de) oder das *Centrum für Integrierte Onkologie Köln* (https://cio.uk-koeln.de).

Bewegungstherapie, angeleitet durch einen Physiotherapeuten, kann dazu beitragen, Schmerzen zu verringern. Falls es nicht ohnehin zur Sprache kommt: Ihr Angehöriger und Sie sollten beim Arzt gezielt nachfragen, inwiefern eine Bewegungstherapie in diesem Fall sinnvoll ist. Die Fachleute wissen auch, was zum Beispiel Erkrankte mit einem künstlichen Darmausgang, starker Blutungsneigung oder mit Knochenmetastasen beachten sollten. Oder, was Patienten ihrem Körper zumuten dürfen, die unter starkem Gewichtsverlust und tumorbedingtem Muskelabbau leiden. Neue Untersuchungen zeigen, dass ein angepasstes Bewegungsprogramm selbst bei einer fortgeschrittenen Krebserkrankung positive Wirkungen zeigt. Trainings- und Bewegungstherapie spielt auch in der onkologischen Reha eine zentrale Rolle. Viele individuell abgestimmte Übungen lassen sich problemlos zu Hause fortführen.

Gesunde Ernährung

Wenn Ihr Angehöriger es verträgt, darf er so bunt und vielfältig essen wie Sie als Gesunder. Je länger die medizinische Behandlung zurückliegt, desto eher gelingt das in der Regel auch. Währenddessen aber sind meistens spezifischere Ernährungsempfehlungen gefragt.

Was geht, hängt davon ab, ob Ihr Angehöriger Probleme bei der Nahrungsaufnahme hat, aber auch davon, um welche Krebsart es sich handelt und in welchem Stadium der Erkrankung er sich befindet. Oft erschweren es die Nebenwirkungen der Therapie, sich ausgewogen zu ernähren: Speisen wie tomatenbasierte Kost werden nicht mehr vertragen. Geschmacks- und Geruchssinn leiden. Übelkeit oder entzündete Stellen im Mund nehmen den Appetit. Auch das Tumorgeschehen selbst belastet den Körper und ruft Entzündungsreaktionen hervor. Schwäche und Bewegungsmangel verschärfen die Unlust am Essen, sodass dringend benötigte Energie und wichtige Nährstoffe fehlen. Ein Teufelskreis. Der Tumor kann aber auch direkt auf Verdauungsorgane drücken oder das Kauen und Schlucken erschweren. Besonders oft treten Essprobleme bei Tumoren im Kopf-Hals-Bereich auf oder wenn nach einer Operation Teile der Speiseröhre oder die Bauchspeicheldrüse fehlen.

DER PERSÖNLICHE BLICK

„Die Ernährungstherapie ist eine zentrale Säule für die körperliche Genesung, aber auch für die psychische Gesundheit."

PROF. FREERK BAUMANN, Präventivmediziner an der Uniklinik Regensburg

Besonders bei Leukämien und Lymphomen ist es außerdem notwendig, keimbelastete Lebensmittel vom Speiseplan zu streichen, um das geschwächte Immunsystem nicht zu überfordern. Keine Sorge: Worauf im Einzelfall konkret zu achten ist, wird ihnen der behandelnde Arzt rechtzeitig mitteilen oder Sie und Ihren Angehörigen an eine Ernährungsfachkraft vermitteln. Die Kosten für eine Ernährungsberatung trägt die Krankenkasse.

Krebsbetroffene sollten möglichst ihr Gewicht halten. Ein stabiles Gewicht ist ein gutes Zeichen für einen belastbaren Körper. Die allermeisten nehmen aber ab, wenn man nicht gegensteuert, manche verlieren bedenklich viele Kilos bereits vor der Diagnose. Ein unbeabsichtigter Gewichtsverlust ist manchmal sogar das erste Warnzeichen, dass jemand an Krebs erkrankt ist. Als kritisch betrachten die Fachleute, wenn ein Mensch innerhalb von drei bis sechs Monaten fünf Prozent seines Körpergewichts ungewollt abbaut. Bei 80 Kilogramm sind das nur vier Kilo. Damit man nicht weiter abrutscht in eine Negativbilanz, ist es wichtig anzubieten, was überhaupt gemocht und vertragen wird. Auch

GEWICHTSVERLUST VORBEUGEN

- So vielfältig wie möglich von dem essen, was schmeckt und was man verträgt
- Energie- und eiweißreiche Lebensmittel wählen wie Sahnejoghurt, fettreiche Käsesorten, Hülsenfrüchte, Milchshakes. Evtl. mit Trinknahrung, Energie- und Eiweißpulver ergänzen
- Gesunde Lebensmittel hochkalorisch mit Sahne, Öl oder Butter anreichern
- Viele kleine Portionen über den Tag verteilt zu sich nehmen
- Lust auf Essen sofort nachgeben, Snacks auf die Hand bereithalten wie etwa Nüsse
- Gemeinsame Mahlzeiten, Speisen schön anrichten, sich Zeit nehmen
- Gewicht kontrollieren, so viel Bewegung wie möglich

feste Essenszeiten müssen nicht sein. Der Erkrankte sollte immer essen können, wenn er gerade Appetit hat, selbst nachts.

Mehr Eiweiß, mehr Energie

Wie viel Kraft in gesundem Essen steckt, weiß jeder aus eigener Erfahrung. Es liefert die Energie, die der Körper tagtäglich braucht. Auch Ihr Angehöriger kommt damit leichter durch die schwierige Zeit. Er verträgt die Therapie besser, ist besser gegen Nebenwirkungen und Infektionen gewappnet, kommt schneller zu Kräften und verbringt weniger Zeit im Krankenhaus. Bei Krebs sollten zum Beispiel genug Lebensmittel auf dem Speiseplan stehen, die Eiweiß liefern. Wenn der Körper zu wenig mit der Nahrung aufnimmt, wird Eiweiß aus der Muskelmasse abgebaut – ein Problem, unter dem Krebsbetroffene ohnehin leiden. Gesunde sollten 0,8 bis 1 Gramm Eiweiß pro Tag und Kilogramm Körpergewicht zu sich nehmen, Menschen mit Krebs besser 1,2 bis 2 Gramm pro Tag und Kilogramm Körpergewicht. Gute Eiweißquellen sind Hülsenfrüchte, wenn sie vertragen werden, Soja, Nüsse und Getreide. Auch gegen Eier oder mageres, weißes Fleisch ist im Prinzip nichts einzuwenden. Wer sich bewusst rein pflanzlich ernähren

DER PERSÖNLICHE BLICK

„Es gibt keine Krebsdiät. Was der Mensch zu sich nimmt, kann ihn mit Energie und Nährstoffen versorgen, aber eine medizinische Therapie nicht ersetzen.“

DR. RITA HERMANN (Ökotrophologin, die an der Uni Freiburg lange zum Thema Ernährung und Krebs geforscht hat)

möchte, sollte aber Eisen und Vitamin B12 im Blick behalten. Krebsbetroffenen dürfen in der Regel und in Absprache mit dem Arzt auch fett- und energiereicher essen als Gesunde, die maximal 25 Prozent der Nahrungsenergie aus Fett beziehen sollten. Bei Krebs dürfen es ruhig 30 bis 35 Prozent sein. Sinnvoll kann es außerdem sein, Nahrungsmittel mit hoher Nährstoffdichte zu wählen wie Avocados, Erdnussbutter, getrocknete Früchte, Joghurt, Käse oder Eier. Joghurt bringt zudem oft Linderung bei einer entzündeten Mundschleimhaut. Wenn der Extraschuss Sahne, Eiweißpulver und Trinknahrungen aber nichts ausrichten und jemand während der Therapie weiter abnimmt, sind unbedingt Tipps vom Ernährungsprofi gefragt.

Zeit für neue Wege

Mit der Diagnose machen sich Familien und Paare häufig mehr Gedanken darüber, was zu Hause auf den Tisch kommt. Gut so. Eine gesunde Ernährung kann nicht nur vor Krebs schützen, sondern hilft auch, einen Rückfall zu verhindern.

GESUND ESSEN

VIEL OBST UND GEMÜSE

Die Ernährung sollte zu mehr als ¾ aus pflanzlichen Lebensmitteln bestehen und zu knapp ¼ aus tierischen. Obst und Gemüse liefern reichlich Vitamine, Mineralstoffe und sekundäre Pflanzenstoffe. Faustregel: mindestens zwei Handvoll Obst und drei Handvoll Gemüse der Saison pro Tag.

HÜLSENFRÜCHTE UND NÜSSE

Hülsenfrüchte sind reich an Eiweiß und Ballaststoffen und sollten mindestens einmal pro Woche auf den Tisch kommen. Am besten im Mix, etwa mit Mais oder Bohnen, so erhöht sich die biologische Wertigkeit des Eiweißes. Außerdem täglich eine kleine Handvoll naturbelassener Nüsse, besonders gut sind Walnüsse, die viele entzündungshemmende Omega-3-Fettsäuren enthalten.

MILCH UND MILCHPRODUKTE

Sie liefern insbesondere Kalzium, das gut für die Knochen ist, und Eiweiß. Der Eiweißbedarf für Gesunde beträgt 0,8 bis 1 Gramm pro Tag und Kilogramm Körpergewicht. Im Sinne einer nachhaltigen Ernährungsweise ist es möglich, auf pflanzliche Produkte wie Hafer und Soja zu setzen. Bei Brustkrebs sollte man mit Soja nicht übertreiben, am besten beraten lassen.

WENIG FLEISCH

Bewusst wählen und laut DGE nicht mehr als 300 bis 600 Gramm pro Woche. Zu viel rotes Fleisch sowie verarbeitete und gegrillte Fleischwaren erhöhen das Risiko für Herz-Kreislauf-Erkrankungen und Dickdarmkrebs.

PFLANZLICHE FETTE

Auf pflanzliche Öle setzen, aber auf die richtigen. Besonders viele entzündungshemmende Fettsäuren liefert Leinöl. Gut geeignet sind auch Raps-, Walnuss- oder Olivenöl. Andere Öle liefern oft ein ungünstiges Verhältnis von entzündugsfördernden- und hemmenden Fettsäuren.

MEHR VOLLKORN

Bei Brot, Nudeln, Reis und Mehl ist Vollkorn die beste Wahl. Empfohlen werden 300 Gramm Getreideprodukte pro Tag. Raffinierte Kohlenhydrate in verarbeiteten Produkten, Backwaren, Nudeln, Süßwaren, Säften und Snackfoods führen dagegen zu schnellen Insulinspitzen.

WASSER TRINKEN

Empfohlen werden in der Regel 1,5 bis 2 Liter pro Tag. Von gesüßten und alkoholischen Getränken wird abgeraten.

Polyphenole in Beeren, Curcumine in Kurkuma oder Senfölglykoside im Brokkoli und anderen Kohlsorten wirken nachweislich antioxidativ und antientzündlich. Diese Lebensmittel werden deshalb gerne als „Superfood“ bezeichnet. Der Begriff darf aber nicht so verstanden werden, dass die Lebensmittel wie ein Medikament wirken und Krebs heilen. Entdecken Sie zusätzlich die Vielfalt an heimischen Obst- und Gemüsesorten und Gewürzen. Und durch verschiedene Zubereitungsarten gewinnt Grünzeug an Geschmack, ob als Salat, Suppe oder Smoothie. Ob die wertvollen Pflanzenstoffe auch isoliert als Pille oder Pulver eingenommen wirken, ist unklar. Deshalb besser auf Grün vom Feld setzen. Die Natur hat das alles richtig verpackt. Die gesunden Inhaltsstoffe eines Apfels kommen am besten zur Geltung, wenn man den Apfel isst. Nicht als Saft oder Marmelade oder isoliert in einer Pille.

Krebs lässt sich nicht aushungern

Ausdrücklich abzuraten ist von speziellen Diäten. Die Krankheit lässt sich nicht mit Saft, Tee oder Einläufen aushungern. Für Erkrankte kann so eine Diät sogar schlimme Folgen haben. Deshalb ist es wichtig, dem Arzt gegenüber in puncto Ernährung ehrlich zu sein. Auch eine ketogene Diät, die auf einer fettreichen und extrem kohlenhydratarmen Lebensmittelzufuhr basiert, sehen Fachleute kritisch, weil sie das Risiko für einen Energie- und Nährstoffmangel erhöht. Wer nahezu ganz auf Kohlenhydrate verzichtet, benötigt andere Energiequellen wie Fett und Eiweiß. Doch ein hoher Verzehr tierischer Lebensmittel ist gesundheitlich nicht zu empfehlen, außer bei extremem Gewichtsverlust, und auch nicht nachhaltig.

Leben mit und nach dem Krebs

Fortschritte in der Medizin machen es möglich: Jeder zweite Erwachsene überlebt inzwischen den Krebs. Über alle Krebsarten hinweg liegen die Langzeitüberlebensraten derzeit bei Frauen bei 58 Prozent, bei Männern bei 50 Prozent. So leben in Deutschland rund 4,5 Millionen Menschen, die irgendwann mal daran erkrankt sind. Bei deutlich mehr als der Hälfte von ihnen (= etwa 2,6 Millionen) liegt die Diagnose fünf Jahre oder länger zurück.

Und wie geht es weiter?

Ist die Zeit in der Klinik vorbei, atmen nicht nur die Patienten auf. Auch für ihre Partner, ihre Familie und Freunde ist damit ein entscheidendes Etappenziel erreicht. Gut, wenn Sie als Angehöriger beim Abschlussgespräch im Krankenhaus dabei sind. Da erfahren sie, wie es nun weitergeht, etwa, welche Medikamente weiter nötig sind und wann die ersten Kontrolltermine anstehen. Bei Bedarf bekommt Ihr Angehöriger von der Klinik ein Entlassrezept mit den verordneten Arzneimitteln mit, das drei Werktage gültig und zügig in Ihrer Stammapotheke einzulösen ist. Klären Sie mit den behandelnden Fachleuten auch, bei welchen Beschwerden Ihr Angehöriger sofort ärztlichen Rat braucht und welche als eher harmlos anzusehen sind. Das gibt ihnen beiden mehr Sicherheit in den ersten Tagen und Wochen zu Hause.

Reha und Nachsorge

Möglicherweise hat sich Ihr Angehöriger entschieden, zunächst an einer onkologischen Rehabilitation (siehe Kasten Seite 107) teilzunehmen. Eine Sonderform ist die sogenannte Anschlussheilbehandlung. Sie soll in der Regel 14 Tage nach der Entlassung aus der Klinik oder nach einer ambulanten Operation beginnen. Reha-Maßnahmen sollen helfen, den Erfolg der Therapie zu sichern, die innere Balance zu stärken und wieder fit für den Alltag zu machen. Der Sozialdienst im Krankenhaus kümmert sich um das dafür notwendige medizinische Gutachten, den Antrag beim Kostenträger und hilft bei der Kliniksuche. Bei ambulanter Behandlung (Chemo- oder Strahlentherapie) leitet der behandelnde Arzt (Onkologe, Radiologe) die Anschlussheilbehandlung ein. Eine Reha muss nicht zwingend stationär erfolgen. Es gibt auch viele ambulante Angebote, bei denen man Bewegungs- und Physiotherapien, psychosoziale und künstlerische Therapien nutzt und zu Hause wohnt. Der Arzt berät sie, was für Ihren Angehörigen infrage kommt.

Spätestens nach der Reha beginnt die reguläre Nachsorge. Es ist wichtig, die individuell empfohlenen Kontrollchecks wahrzunehmen. Gut, wenn auch Sie die Termine im Blick haben und Ihren Angehörigen begleiten, wenn er dies wünscht. Dabei prüft der Arzt unter anderem, ob wieder ein Tumor in dem ursprünglich betroffenen Organ gewachsen ist (= Rezidiv) oder ob sich Tochtergeschwüre (= Metastasen) oder ein Zweittumor in einem anderen Organ gebildet haben. Es geht darum, bösartiges Zellwachstum möglichst frühzeitig zu erkennen. Je mehr Zeit ohne Rückfall vergangen ist, desto größer werden die Abstände zwischen den Untersuchungen. Nach fünf Jahren endet in aller Regel, abhängig vom betroffenen Organ, die reguläre Nachsorge. Danach übernimmt in den meisten Fällen die Hausarztpraxis.

Zurück ins „normale" Leben?

Krebsexperten wie Hausärzte wissen: „Vom Krebs geheilt" bedeutet nicht automatisch gesund. Krankheiten wie Diabetes oder Bluthochdruck, mit denen Ihr Angehöriger schon vor der Diagnose zu tun hatte, bleiben bestehen. Und die Krebserkrankung kann den Betroffenen und sein soziales Umfeld auch nach fünf oder mehr Jahren auf vielfältige Weise beeinträchtigen. Mehr als ein Drittel der sogenannten Cancer Survivors betrachtet sich nach wie vor als Krebspatienten: Sie spüren noch immer Belastungen, körperliche und seelische. Letztere etwa wegen der immer wieder aufkeimenden Angst vor einem Rückfall, wegen finanzieller Einbußen oder weil die Rückkehr ins Berufsleben nur eingeschränkt möglich ist. Für den Partner, die Familie und Freunde bedeutet das: Einen Schlussstrich zu ziehen unter die Zeit mit der Krankheit und ins alte Leben einzutauchen, ist nicht immer so einfach möglich. Auch in der Zeit nach dem Krebs sind mitfühlende Begleitpersonen gefordert, die im Alltag unterstützen und Verständnis zeigen, wenn das Leben nicht gleich oder nicht mehr in den gewohnten Bahnen läuft.

Die rettende Therapie hinterlässt oft Spuren. Manche dauern über das Ende der Behandlungen hinaus an. Manche treten sogar erst Jahre danach auf. So fühlen sich viele

IN 3 SCHRITTEN ZUR REHA

1. **INFORMIEREN:** Welche Angebote für Ihren Angehörigen sinnvoll sind und welche Klinik sich eignet, dabei berät Sie der Sozialdienst einer Klinik oder der Arzt. Wer Kinder zu versorgen hat, muss überlegen, ob diese mitkommen sollen. In der Regel dauert eine Reha drei Wochen.

2. **ANTRAG STELLEN:** Erwerbstätige stellen den Antrag bei der Deutschen Rentenversicherung, Rentner bei der Krankenkasse. Der Kostenträger ist auch zuständig, wenn Ihr Angehöriger aufgrund der Krebserkrankung seinen bisherigen Beruf nicht mehr ausüben kann und eine Weiterbildung oder Umschulung ansteht. Der Arzt muss schriftlich begründen, dass die Maßnahmen medizinisch erforderlich sind.

3. **REHA ANTRETEN:** Ihr Angehöriger wird informiert, ob eine Reha bewilligt wurde und wo. Passt der Antrittstermin nicht, lässt er sich in der Regel um ein paar Tage verschieben. Abgelehnten Anträgen kann man binnen vier Wochen widersprechen. Dazu ist es nötig, die Argumente für die Ablehnung zu entkräften. Bitten Sie den behandelnden Arzt um Hilfe. Der Reha-Prozess sollte nicht mit dem Verlassen der Klinik enden. Viele Übungen, Tipps zu Ernährung und Entspannung lassen sich gut in den Alltag zu Hause integrieren.

der als geheilt Entlassenen massiv erschöpft und weniger belastbar oder leiden unter Angst und Depressionen. Einige klagen zudem über gestörten Schlaf oder chronische Schmerzen. Zu den häufigen Folgen der Krebstherapie zählen auch Herzerkrankungen, Nervenschäden, Lymphödeme und Zweittumoren sowie Konzentrations- und Gedächtnisprobleme. Welche Spätfolgen bei Ihrem Angehörigen auftreten, hängt unter anderem von der Art der Erkrankung und der Behandlung ab. Danach richtet sich auch, welche weiteren regemäßigen Arztbesuche empfohlen werden wie etwa beim Kardiologen oder Neurologen – zusätzlich zu den allgemeinen Früherkennungs- und Vorsorgechecks.

Berufstätig mit Krebs?

Für manche Betroffene hat die Arbeit unterstützende Kraft beim Gesundwerden. Als Berufstätige erleben sie sich wieder als selbstbestimmt, leistungsstark und kreativ. Die meisten Krebsbetroffenen sind aber für längere Zeit nicht in der Lage, ihrem Beruf nachzugehen. Der Hausarzt oder der Facharzt bescheinigt dann die Arbeitsunfähigkeit. Dem Arbeitgeber muss Ihr Angehöriger nicht offenlegen, wegen welcher Krankheit er fehlt, aber er sollte ihm mitteilen, dass es länger dauern könnte, bis er wieder in den Job zurückkehrt. Wie Menschen mit einer Krebserkrankung im Arbeitsumfeld umgehen, will gut überlegt sein. Wie leicht das fällt, hängt ab vom Arbeitsklima, von den Aufgaben und der Verantwortung, die man im Unternehmen hat, aber auch vom Schweregrad der Erkrankung. Besteht ein vertrauensvolles Verhältnis, kann es beiden Seiten helfen, Bescheid zu wissen. Arbeitsabläufe können so anders geplant und Arbeitszeiten angepasst werden.

Zurück in den Job – mit Plan

Der Weg zurück ins Arbeitsleben klappt manchmal problemlos, manchmal jedoch ist es eine Herausforderung, wieder in Voll- oder Teilzeit in den Beruf einzusteigen. Vielleicht überschätzt Ihr Angehöriger, wie viel er sich schon wieder

DER PERSÖNLICHE BLICK

„Mich hat diese Krankheit massiv verändert. Nicht nur äußerlich, auch innerlich. Wer einmal sehr krank war, dem ist plötzlich bewusst, wie wichtig Gesundheit wirklich ist … Wir wünschen anderen zum Geburtstag viel Gesundheit, aber realisieren wir, was wir da sagen? So wirklich?"

TANJA BÜLTER, TV-Journalistin, beschreibt in ihrem Buch ihre persönlichen Erfahrungen mit dem Brustkrebs („Brust raus: Wie ich den Krebs besiege und dabei ICH bleibe", Lübbe).

zumuten kann, oder das gewohnte Pensum ist anstrengender als gedacht. Fragen Sie deshalb immer wieder mal nach, wie es ihm ergeht. Stressbelastung gilt es besonders nach einer Krebserkrankung zu vermeiden. Nach einer längeren Abwesenheit ist es deshalb hilfreich, mit dem Arbeitgeber zu besprechen, wie der Wiedereinstieg am besten gestaltet werden kann. Unternehmen sind verpflichtet, ein betriebliches Eingliederungsmanagement (= BEM) anzubieten, um erkrankten Mitarbeitenden die Rückkehr an den Arbeitsplatz zu erleichtern. Gesetzlich Versicherte haben zudem die Möglichkeit, langsamer im Beruf Fuß zu fassen – und zwar in ihrem eigenen Tempo (= Hamburger Modell). Gemeinsam mit

AUS DEM LEBEN

SCHEITERN KOMMT NICHT INFRAGE

Das erste Mal war Sandra W. mit Perücke beim Yoga. Sie war 40, hatte zwei Kinder im Kindergartenalter und musste ihren Traum vom dritten Kind ziehen lassen. Der Grund: Brustkrebs. Kraft gaben ihr damals der Alltag mit der Familie und Treffen mit Freunden, vor allem mit einer engen Freundin, Mutter wie sie, die ein Jahr zuvor genau dasselbe durchgemacht hatte. „Ich ließ niemals zu, dass der Gedanke an ein mögliches Scheitern Raum gewann", erzählt sie. Alles sollte so normal wie möglich weiterlaufen. Mit Glatze zeigte sie sich nur ihrem Mann und ihrer Frauenärztin. Noch immer macht Sandra W. Yoga, und zwar sooft es geht, manchmal fünfmal pro Woche. Auch Klettern liebt sie wegen der harmonischen Bewegungsabläufe. Was sie heute anders macht als vor 13 Jahren? Wünsche oder Pläne schiebt sie nicht mehr auf, auch wenn das ihren Mann hin und wieder überfordert. „Ich habe gelernt, wie kostbar das Leben ist."

dem Arzt erstellen sie einen an die individuelle Fitness angepassten Plan zur stufenweisen Wiedereingliederung. Dieser legt fest, wie viele Stunden am Tag möglich sind und wie sich die Arbeitsbelastung stufenweise, Woche für Woche, steigert. Einer solchen Vereinbarung müssen sowohl der Arbeitgeber als auch die Krankenkasse zustimmen. Ihr Angehöriger gilt derweil weiterhin als arbeitsunfähig und erhält Krankengeld von der Krankenkasse. Für Privatversicherte gilt das Hamburger Modell hingegen nicht. Sie müssen versuchen, eigene Lösungen für den beruflichen Wiedereinstieg zu entwickeln. Deshalb sollten sie sich rechtzeitig bei ihrer Kasse erkundigen, wie sie sich absichern können.

Das Leben mehr wertschätzen

Die Sorge, dass die Krankheit zurückkehrt, wird Ihren Angehörigen und Sie lange begleiten. Besonders wenn Kontrolluntersuchungen und Auswertungsgespräche anstehen, steigt meist die Aufregung. Es kann helfen, sich die Angst und Unruhe einzugestehen und offen darüber zu sprechen. Gehen Sie nicht davon aus, dass Ihr Angehöriger sich im Lauf der Zeit daran gewöhnt und emotional lockerer wird. Versuchen Sie, zur Ablenkung beizutragen, etwa mit schönen Erlebnissen, die man bewusst plant und miteinander teilt, aber ohne den Anspruch, dass Ihr Angehöriger dabei besonders entspannt und fröhlich ist.

Wenn Ängste jedoch dauerhaft bestehen, Ihr Angehöriger zunehmend gereizt ist, sich emotional zurückzieht und das Interesse an allem verliert, was früher für ihn ein Grund zur Freude war, sollten sie professionelle Hilfe suchen. Eine Depression oder posttraumatische Belastungsstörung muss behandelt werden.

Nicht jeder wuppt das Leben nach dem Krebs noch mal so gut wie den Krebs selbst. Einige Ex-Patienten fühlen sich sogar enorm unter Druck, weil sie die Krankheit nicht als Chance für einen Neuanfang, ein gesünderes, sinnhafteres oder intensiveres Leben begreifen können wie viele andere. Umso mehr kommt es auf An- und Zugehörige an, die an ihrer Seite sind. Versuchen Sie, nachsichtig und geduldig zu sein, und helfen Sie, das Positive im Blick zu behalten und neue Perspektiven zu gewinnen. Manchmal hilft es schon, sich bewusst zu werden, dass es Ihrem Angehörigen und Ihnen in diesem Moment gut geht.

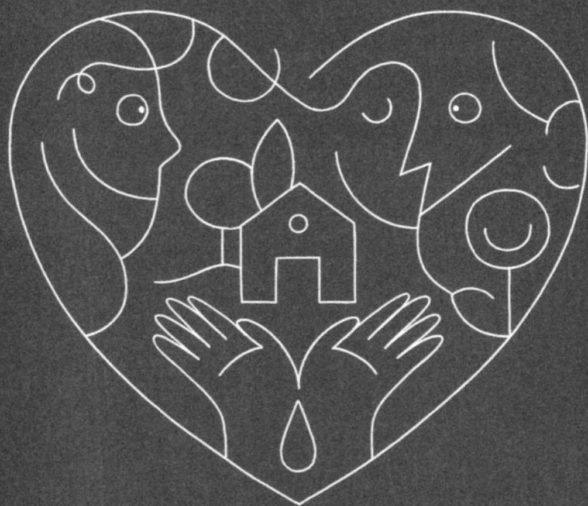

4

Und was ist mit mir?

UNTERSTÜTZUNG FINDEN

Fürsorge braucht Selbstfürsorge

Sie werden merken: Eine ganze Weile dreht sich fast alles in Ihrem gemeinsamen Leben um Ihren erkrankten Angehörigen. Es geht um seine Therapien, um seine Beschwerden. Der Betroffene steht im Mittelpunkt. Mit gutem Grund nehmen sich Angehörige deshalb zurück: Sie möchten ihren Herzensmenschen in dieser Zeit, so gut es geht, unterstützen und für ihn da sein. Und dennoch glauben manche, nicht genug zu tun, oder leiden an Schuldgefühlen, wenn sie mal nicht rund um die Uhr verfügbar sind oder etwas nur für sich tun. Machen Sie sich bewusst: Wer das eigene Ich nicht vergisst, ist nicht egoistisch. Selbstfürsorge ist notwendig, damit Sie als Begleitperson auf lange Sicht stabil und gesund bleiben. Nur wer auch für sich sorgt, kann sich gut um andere kümmern.

Sich selbst nicht vergessen

Wer Krebsbetroffene eng begleitet, leistet Enormes. Die Belastung ist von außen vielleicht weniger sichtbar, aber sie ist da. Sie als enge Bezugsperson betrifft die Krebserkrankung ebenso, sie zieht Sie nur auf andere Weise in Mitleidenschaft. Da ist die ständige Sorge um Ihren Angehörigen. Es geht tief, Ihren Herzensmenschen leiden zu sehen und ihm die Strapazen der Behandlung, Schmerzen oder andere Beschwerden nicht abnehmen zu können. 24 Stunden an sieben Tagen die Woche potenziell ansprechbar zu sein, sich bei Bedarf zu kümmern und immer wieder liebevolle Zeichen der Aufmerksamkeit zu senden, erledigt sich nicht nebenbei. Das allein zehrt an Ihren Kräften. Zumal Ihr Einsatz nicht unbedingt jedes Mal mit einem Dankeschön, einem Kuss oder einer Umarmung belohnt wird, weil Ihr Angehöriger oftmals genug mit sich zu tun hat. Ihnen bleibt auch weniger Zeit für Ihre Interessen, für Sport, soziale Kontakte, Hobbys. Aufgaben im Haushalt, die Sie sich vorher vielleicht aufgeteilt haben, hängen nun an Ihnen. Eventuell müssen Sie allein auch die finanzielle Versorgung Ihrer Partnerschaft oder Ihrer Familie sichern und, besonders wenn minderjährige Kinder im gemeinsamen Haushalt leben, dafür sorgen, dass der Alltag irgendwie weiterläuft.

Etliche Angehörige neigen in dieser Situation dazu, eigene Bedürfnisse zu missachten: Sie ignorieren Anzeichen der Überlastung wie Schlafstörungen oder ungewöhnlich aggressives Verhalten. Oder sie vernachlässigen ihre eigene Gesundheit, indem sie zum Beispiel ihre Rückengymnastik schleifen lassen und notwendige Arztbesuche aufschieben. Möglicherweise haben Sie selbst eine chronische Erkrankung. Doch eigene Krankheiten und Beschwerden erscheinen Ihnen vielleicht lapidar im Vergleich zu der gravierenden Erkrankung Ihres Angehörigen. Aber damit ist letztlich niemandem geholfen. Seien Sie auch mitfühlend zu sich selbst. Zugegeben, es fällt nicht immer leicht, sich eingestehen zu müssen, wenn man an seine Belastungsgrenze kommt. Aber es ist wichtig, Warnsignale der Überforderung

MINI-ÜBUNG: WIE GEHT ES MIR?

Ihren Angehörigen fragen Sie bestimmt sehr oft nach seinem Befinden. Hin und wieder sollten Sie aber auch überprüfen, wie es Ihnen mit allem geht. Diese Fragen können Ihnen helfen:

- Wie geht es mir gerade? Wie fühle ich mich?
- Was macht es gerade schwer für mich?
- Was gibt mir gerade Kraft?
- Was könnte es mir gerade leichter machen?
- An wen könnte ich welche Aufgaben abgeben?

zu erkennen und sich beizeiten Unterstützung zu holen (siehe Kasten rechts).

Sie sind nicht allein!

Machen Sie deshalb hin und wieder eine Bestandsaufnahme und überprüfen Sie, wie es Ihnen geht und was Sie besonders belastet (siehe Kasten links). Lassen Sie den Gedanken zu, dass Sie nicht alles alleine schaffen müssen. Einzelkämpfer haben es auf Dauer schwer. Wer sich beim Helfen helfen lässt, ist nicht schwach, sondern beweist Verantwortung und Voraussicht. Ein eigenes Netzwerk aus Familie, Freunden und Nachbarn verteilt die Last auf mehrere Schultern. Knüpfen Sie deshalb beizeiten ein solches sorgendes Netz für Ihren Angehörigen und für sich selbst: Wer in Ihrem sozialen Umfeld ist bereit, Sie zu unterstützen? Welche Aufgaben lassen sich problemlos an andere abgeben? Der Teenager von nebenan könnte sein Taschengeld aufbessern, indem er den Hund Gassi führt. Die Freundin könnte die Kinder vom Hockeytraining abholen. Größere Kinder könnten zu Hause das Staubsaugen übernehmen. Nutzen Sie auch Hilfsangebote von außen. Manche werden sogar von der Krankenkasse bezahlt. Denken Sie dabei auch an banale Dinge des Alltags wie Fahrten zur Klinik oder die Bügelwäsche. Schon kleine Dienste entlasten oft enorm. Gehen Sie aber nicht stillschweigend davon aus, dass Ihr soziales Umfeld von sich aus aktiv wird, sondern sprechen Sie Vertrauenspersonen ruhig gezielt an. Erwarten Sie nicht zu viel und seien Sie nicht enttäuscht, wenn gerade gute Freunde nicht sofort zur Stelle sind. Nicht jeder kommt mit der Situation klar und traut sich.

Vor allem sollten Sie nicht vergessen: Angehörige können begleiten, motivieren, beruhigen und dem Betroffenen im Alltag den Rücken freihalten. Sie sind weder schuld an der Krankheit noch verantwortlich für die Heilung. Das gilt besonders, wenn Ihr Angehöriger eine Behandlung verweigert oder abbricht. Sie haben als Begleitperson nicht versagt, wenn zwischendurch Probleme auftauchen, der Krebs zurückkehrt oder stärker war. Machen Sie sich frei von zu hohen Ansprüchen an das, was Sie leisten. Das Streben nach Perfektion raubt Energie, die dann woanders fehlt. Sie wuppen bereits jetzt jede Menge.

MÖGLICHE ANZEICHEN EINER ÜBERLASTUNG

Für andere emotional und ganz praktisch da zu sein, kostet Kraft. Wer dabei immer wieder seine Grenzen übersteigt, schadet auf Dauer der eigenen Gesundheit. Was auf eine Überlastung hindeuten kann:

- Sie können häufig nicht einschlafen, wachen nachts auf und haben Probleme, durchzuschlafen.
- Sie sind innerlich unruhig. Es fällt Ihnen schwer, sich auf etwas zu konzentrieren, etwa in Ruhe ein Buch zu lesen.
- Sie haben Kopf- oder Rückenschmerzen oder andere unerklärliche gesundheitliche Probleme.
- Wenn etwas nicht klappt oder nach Ihren Vorstellungen läuft, reagieren Sie schnell gereizt und Sie werden laut.
- Sie vernachlässigen Ihre Interessen und sozialen Kontakte. Sie ziehen sich zurück, treffen keine Freunde.
- Sie nutzen Alkohol und Medikamente zur Beruhigung.
- Sie haben kaum Appetit und stark abgenommen.

Strategien, um Kraft zu schöpfen

Der Weg mit der Krankheit ist wie eine anstrengende Bergwanderung. Ohne Verschnaufpausen kommt man nicht hoch auf den Gipfel und nicht wohlbehalten wieder runter. Das gilt auch für Sie als Begleitperson. Nehmen Sie sich daher regelmäßige Auszeiten. Planen Sie diese „Me-Time" fest ein. Tragen Sie sie in Ihren Kalender ein wie einen Friseurbesuch oder einen Handwerkertermin und erzählen Sie Ihrem Angehörigen davon. Das schafft Verbindlichkeit und weckt Verständnis dafür, dass die Erholungszeit wichtig ist und Sie kein schlechtes Gewissen haben müssen, wenn Sie mal etwas für sich tun.

Keine Zeit für nichts? Das stimmt so nicht. Zumindest für eine Mini-Pause findet sich immer eine Lücke. Um einen Überblick über die Termine zu bekommen und die Zeit sinnvoll einzuteilen, hilft es, einen Tages- und Wochenplan zu erstellen. Schreiben Sie Tag für Tag oder Woche für Woche eine Liste, was ansteht, legen Sie eine Rangfolge fest, was am wichtigsten ist, und haken Sie erledigte Aufgaben auf der Liste ab. Jedes Häkchen verstärkt das gute Gefühl, etwas geschafft zu haben. Neben den Pflichtaufgaben sollten Sie aber auch jeden Tag sich selbst etwas Gutes tun – und wenn es nur zehn Minuten Nichtstun ist. Allein das hilft, die Akkus wieder etwas aufzuladen. Weitere Strategien, um Kraft zu schöpfen:

RUHE-INSELN SCHAFFEN

Ungestört einen Kaffee trinken, einen kurzen Mittagsschlaf halten oder auf dem Balkon etwas Sonne tanken: Schaffen Sie sich kleine Erholungsinseln im Alltag, wo niemand Sie stört, Sie sich das Nicht-erreichbar-Sein und Abschalten erlauben und auch nicht ans Telefon oder Handy gehen.

NATUR TANKEN

Der eigene Garten, die nächste Grünanlage oder ein Park um die Ecke reichen. Studien belegen: Schon 20 bis 30 Minuten inmitten von Blumen und Bäumen senken das Stresshormon Cortisol im Körper. Ein Aufenthalt draußen in der Natur spricht alle Sinne an: das erste zarte Grün, die bunten Blumen, das Rauschen der Blätter und das Zwitschern der Vögel, der weiche Waldboden und die würzige Waldluft. Gut zum Stressabbau!

FÜR BEWEGUNG SORGEN

Nach einem anstrengenden Tag lockt das Sofa. Doch so einladend es auch erscheint – besser, als darauf Platz zu nehmen, ist Bewegung, um zu entspannen. Bei jeder körperlichen Aktivität, die anstrengt, ohne zu überfordern, produziert der Körper stressabbauende Botenstoffe. Außerdem aktiviert regelmäßiger Ausdauersport den Stoffwechsel, lenkt ab von negativen Gedanken und macht den Kopf frei, was auch beim Einschlafen hilft.

FREUNDSCHAFTEN PFLEGEN

Es tut gut, unter Menschen zu gehen und mit anderen zusammen zu sein, mit denen man sich wohlfühlt. Pflegen Sie deshalb Ihre Freundschaften. Es müssen nicht viele sein. Ein oder zwei gute Freundinnen oder Freunde reichen, die an Ihrer Seite sind. Halten Sie auch, so gut es geht, den Kontakt zu Bekannten oder Kollegen aufrecht. Das bringt Sie auf andere Gedanken und macht Ihnen bewusst, dass Sie mehr Rollen im Leben einnehmen als die eines Angehörigen. Ob Sie telefonieren oder sich treffen: Sie dürfen sich auch hin und wieder wünschen, nicht über die Krankheit reden

AUS DEM LEBEN

PLANUNG STATT BLINDER AKTIONISMUS

Als ihr Bruder die Diagnose Gallengangskrebs in fortgeschrittenem Stadium bekam, wusste Birgit R. als gelernte Krankenschwester, wie ernst es ist. Sie hat ihre Urlaubsreise abgesagt, ihn oft zu Behandlungsterminen begleitet, obwohl die Geschwister weit auseinander wohnten, ihm Bücher und CDs geschickt zur Ablenkung, einen Kurztrip ans Meer organisiert. Sie hat Krebs-Ratgeber gelesen, sich über experimentelle Verfahren und komplementäre Krebsbehandlung informiert, sich nächtelang damit beschäftigt. „Atemlos durch die Nacht. Monatelang ging das so“, erzählt Birgit R. Rückblickend hätte sie das Gespräch mit einer Psychoonkologin gesucht: „Meine Unterstützungsangebote haben meinen Bruder manchmal überfordert und mich auch. Ich hätte selbst Hilfe gebraucht, um einen Weg zu finden, mit seiner Erkrankung und den vielen Sorgen besser umzugehen. Mehr Ruhe, mehr sortieren, was ist heute wichtig, worüber denke ich morgen nach, das hätte uns beiden sicher gutgetan. Doch damals fühlte ich mich in meinem Aktivismus gefangen.“ In dieser sehr belastenden Zeit kam Birgit R. oft nur zur Ruhe, wenn sie auf ihrem kleinen Stück Mietacker in der Erde wühlte. „Draußen sein, jäten, säen, zugucken, wie Möhren, Kohlrabi oder Petersilie innerhalb weniger Wochen oder Monate wachsen und geerntet werden können, das hat mir wirklich gutgetan.“

und keine Fragen zum Befinden Ihres Angehörigen beantworten zu wollen.

ENTSPANNEN LERNEN

Erlernen Sie eine Entspannungsmethode. Von Autogenem Training über Meditation bis hin zu Yoga: Probieren Sie aus, welche Methode Ihnen am meisten zusagt (siehe Seite 88) und üben Sie regelmäßig. Das hilft, Ängste abzubauen, Schlafstörungen zu lindern und Krisen zu überstehen.

PER APP ENTSPANNEN

Gut für unterwegs sind Apps wie *7mind* oder *Headspace*, mit denen man etwa im Wartezimmer mithilfe des Handys meditiert oder entspannt. Die Auswahl ist groß. Es lohnt sich, sich vorab zu informieren und auszuprobieren, welches Konzept überzeugt und wie Personendaten geschützt werden. Für zahlungspflichtige Apps übernehmen Krankenkassen oft die Kosten. Manche haben auch eigene Online-Angebote.

SCHÖNES PLANEN

Gehen Sie bummeln oder zusammen ins Kino, lassen Sie sich die Nägel im Nagelstudio lackieren, machen Sie einen Ausflug oder eine Kurzreise. Die Aussicht auf zukünftige schöne Ereignisse weckt positive Emotionen.

Gut beraten und informiert

Je besser Sie als Begleitperson über die Krankheit Bescheid wissen, desto besser können Sie Ihren Angehörigen unterstützen. Es ist auch wichtig zu wissen, worauf Sie Anspruch haben, damit Ihr Angehöriger und Sie nicht zu stark selbst belastet werden. Wichtige Anlaufstellen sind:

Organisationen rund um Krebs

Auf ihren Internetseiten und mit ihrer kostenfreien Broschürenreihe „die blauen Ratgeber" informiert etwa die Deutsche Krebshilfe allgemein verständlich rund um das Thema Krebs. Auch als Angehöriger eines Krebsbetroffenen finden Sie dort weitere hilfreiche Informationen. Damit möchte die Deutsche Krebshilfe Sie unterstützen, Ihre neue Lebenssituation zu bewältigen, und zeigen, wie und wo die Familie und andere Bezugspersonen praktische, soziale und psychoonkologische Hilfe erhalten. Zusätzlich unterstützt und informiert das Team des INFONETZ KREBS, der Informations- und Beratungsdienst der Deutschen Krebshilfe, in allen Phasen der Erkrankung. Die Beraterinnen helfen auch, themenbezogene Anlaufstellen zu finden. Die Deutsche Krebshilfe ist in Deutschland der wichtigste private Geldgeber für die Krebsforschung. Darüber hinaus fördert sie die Selbsthilfe, auch finanziell. Geraten Betroffene in finanzielle Not, können sie unter bestimmten Voraussetzungen kurzfristig eine einmalige Unterstützung beantragen.

Besonders um die Qualität der onkologischen Versorgung kümmert sich die Deutsche Krebsgesellschaft. Sie ist die größte wissenschaftlich-onkologische Fachgesellschaft in Deutschland, organisiert Konferenzen für Fachleute sowie Patienten-Kongresse und unterhält ein bundesweites Netz von Krebsberatungsstellen, an die sich Patienten sowie deren An- und Zugehörige kostenlos wenden können.

Auch der Krebsinformationsdienst im Deutschen Krebsforschungszentrum richtet sich an alle, die Fragen zum Thema Krebs haben, berät Betroffene und Interessierte und gibt Orientierung.

Kranken- und Pflegekassen

Viele Krankenkassen bieten Programme für Krebsbetroffene und ihre Angehörigen an, etwa zum Umgang mit Stress oder Kurse für Pflegende. Erkundigen Sie sich, welche Angebote für Sie infrage kommen und welche Leistungen Ihnen darüber hinaus zustehen. Gesetzlich Versicherte haben etwa unter bestimmten Voraussetzungen Anspruch auf eine Haushaltshilfe für bis zu vier Wochen, wenn sie krankheitsbedingt nicht in der Lage sind, den Haushalt zu führen und keine andere Person im Haushalt einspringen kann. Was viele nicht wissen: Die Pflegekasse ist an die zuständige Krankenkasse angegliedert. Sie können also die gleichen Kontaktdaten nutzen, wenn es um die häusliche Pflege geht. Und ebenfalls wichtig zu wissen: Die Krankenkassen sind gesetzlich ver-

ZUZAHLUNGS-BEFREIT!?

Ob Arzneimittel, Fahrkosten oder Perücke: Ihr Angehöriger muss für fast alles eine Zuzahlung leisten. Erst wenn die Zuzahlungen die Belastungsgrenze erreicht haben, kann man sich befreien lassen. Dafür werden die Bruttoeinnahmen aller im Haushalt lebenden Familienmitglieder zusammengerechnet und die Freibeträge abgezogen. Ein Prozent von dem Betrag ergibt die Belastungsgrenze pro Kalenderjahr für chronisch Kranke. Deshalb alle Quittungen sammeln und aufheben!

pflichtet, ihre Versicherten über Pflegeleistungen zu informieren und zu beraten.

Sozialverbände

Die Krebsdiagnose geht häufig mit finanziellen Einbußen einher und wirft bei Betroffenen und Angehörigen viele Fragen auf: Welche Kosten sind zu stemmen? Was bedeutet die Krankheit für den Job? Wer sichert jetzt das Einkommen der Familie? Was, wenn man seinen Beruf nicht mehr ausüben kann? Krebsbetroffenen stehen sozialrechtliche Vergünstigungen zu, sie haben auch besondere Rechte am Arbeitsplatz. Sozialverbände beraten umfänglich zu Unterstützungsleistungen, wenn es etwa um häusliche Pflege, eine Erwerbsminderungsrente oder einen Schwerbehindertenausweis geht.

Jugendamt

Die ambulante Familienpflege überbrückt eine Notsituation, in der Eltern bzw. Sorgeberechtigte ihren Nachwuchs nicht mehr betreuen können. Dieser Service, der über eine bloße Haushaltshilfe hinausgeht, gilt für Familien mit mindestens einem Kind unter 14 Jahren. Die Kosten werden vom Jugend- bzw. Sozialamt übernommen. Beim Jugendamt finden Sie auch Ansprechpartner rund um die längerfristige Begleitung, wenn ein Elternteil erkrankt ist oder verstirbt.

Vereinbarkeit von Beruf und Pflege

Einen krebskranken Menschen zu betreuen und gleichzeitig voll berufstätig zu bleiben, kann enorm belasten. Viele pflegende Angehörige kommen dabei an ihre Grenzen – körperlich wie seelisch. Umso wichtiger ist, sich beizeiten zu überlegen, welche Aufgaben Sie selbst übernehmen möchten und welche Sie abgeben können. Vielen Berufstätigen kommt es außerdem entgegen, wenn sie wegen der Pflege flexibler oder kurzfristig weniger arbeiten können. Deshalb ist es oft sinnvoll, den Arbeitgeber über die Pflegesituation zu informieren und gemeinsam zu versuchen, eine individuelle Lösung zu finden. Nach dem Pflegezeit- und Familienpflegezeitgesetz besteht ein Anspruch auf bestimmte Leistungen. Das Gesetz gilt nicht für Beamte und für Selbstständige. Diese Leistungen gibt es:

Kurzzeitige Arbeitsverhinderung

In einer akuten Pflegesituation kann der berufstätige Partner bis zu zehn Arbeitstage zu Hause bleiben, um die pflegerische Versorgung eines nahen Angehörigen (= Ehegatten, Lebenspartner, Eltern, Großeltern, Schwiegereltern, Geschwister,

Schwäger, Kinder) sicherzustellen. Der Arbeitgeber kann eine ärztliche Bescheinigung verlangen. Während der kurzzeitigen Freistellung erhalten Arbeitnehmer keinen Lohn. Sie können aber bei der Pflegeversicherung des Angehörigen ein auf zehn Tage begrenztes Pflegeunterstützungsgeld beantragen.

Pflegezeit-Freistellung bis zu sechs Monate

Auf Wunsch kann ein Angehöriger sich bis zu sechs Monate vollständig für die Pflege zu Hause freistellen lassen. Den Anspruch auf Pflegezeit haben Beschäftigte in Unternehmen mit mehr als 15 Mitarbeitenden und wenn sie dort bereits länger als sechs Monate arbeiten. Es ist auch eine teilweise Freistellung möglich, sofern der Arbeitgeber zustimmt. Da es während der Freistellung in der Regel keine Gehaltsfortzahlung gibt, können Angehörige ein zinsloses Darlehen beim Bundesamt für Familie und zivilgesellschaftliche Aufgaben (= BAFzA) beantragen. Es wird in monatlichen Raten ausgezahlt und muss nach Ende der Pflegezeit zurückgezahlt werden. Wichtig zu wissen: Pflegende müssen sich freiwillig gesetzlich kranken- und pflegeversichern. Ab Pflegegrad 2 werden die Kosten für die Renten-, Unfall- und Arbeitslosenversicherung von der Pflegekasse übernommen.

Familienpflegezeit bis zu 24 Monate

Wenn sechs Monate nicht ausreichen, können Angehörige für bis zu 24 Monate Familienpflegezeit in Anspruch nehmen und sich teilweise von der Arbeit freistellen lassen. Vorausgesetzt, die wöchentliche Arbeitszeit beträgt mindestens 15 Stunden und der Arbeitgeber hat mehr als 25 Beschäftigte. Der zu Pflegende muss mindestens Pflegegrad 1 (siehe Kasten rechts) haben und zu Hause versorgt werden. Für die Betreuung von

PFLEGEGRAD BEANTRAGEN

Um Leistungen aus der Pflegeversicherung zu erhalten, muss der Erkrankte diese vorher beantragen. An- und Zugehörige können dabei unterstützen. So geht's:

1. Stellen Sie einen **FORMLOSEN ANTRAG BEI DER PFLEGEKASSE** (= Krankenkasse) Ihres Angehörigen. Ob per Mail, Brief oder telefonisch: Es reicht der Satz „Ich stelle einen Pflegeantrag." Entscheidend dafür, ab wann Ihr Angehöriger Leistungen bekommt, ist das Datum des Antrageingangs.

2. Die Pflegekasse schickt Ihnen Unterlagen zu. Beim Ausfüllen helfen Pflegestützpunkte und -beratungsstellen. **MITARBEITENDE DES MEDIZINISCHEN DIENSTES** der Pflegekasse kommen in der Regel zu Ihnen nach Hause, um zu begutachten, in welchen Lebensbereichen Ihr Angehöriger auf Hilfe angewiesen ist.

3. Mithilfe des Gutachtens entscheidet die Pflegekasse, ob ein und wenn ja **WELCHER PFLEGEGRAD VON 1 BIS 5** vorliegt und welche Leistungen aus der Pflegeversicherung Ihr Angehöriger erhält. 25 Arbeitstage nach Eingang des Antrags muss der Bescheid spätestens vorliegen. Sind Sie unzufrieden mit der Einstufung, können Sie innerhalb von vier Wochen schriftlich begründeten **WIDERSPRUCH EINLEGEN**.

minderjährigen pflegebedürftigen Angehörigen kann man sich freistellen lassen, ohne dass die Pflege zu Hause stattfinden muss. Familienpflegezeit und Pflegezeit lassen sich kombinieren, allerdings insgesamt nur maximal 24 Monate.

Sterbebegleitung bis zu drei Monate

Beschäftigte haben das Recht, drei Monate lang weniger zu arbeiten oder ganz auszusetzen, wenn sie einen nahen Angehörigen in seiner letzten Lebensphase begleiten möchten. Ein Pflegegrad ist in diesem Fall nicht erforderlich. Ein zinsloses Darlehen kann auch für diese Zeit in Anspruch genommen werden.

Ich bin nicht allein

Viele An- und Zugehörige von Krebsbetroffenen haben das Gefühl, allein zu sein mit ihren Sorgen. Dem kranken Partner möchten sie nicht noch mehr Belastendes zumuten. Damit fehlt ihnen aber ein vertrauter Gesprächspartner und ein wichtiges Ventil für manchen Frust und Stress. Häufig können auch Freunde und Bekannte die persönlichen Probleme, die mit der Krankheit des geliebten Menschen einhergehen, nicht nachvollziehen, sind verunsichert oder ratlos, was sie sagen oder empfehlen sollen.

Doch es tut gut, belastende Gedanken mit anderen Menschen zu teilen. Wer ausspricht, was ihn umtreibt und ruhelos macht, gewinnt leichter Abstand zu Sorgen und negativen Gefühlen und findet eher eine Lösung. Selbsthilfegruppen können dabei eine wertvolle Unterstützung sein. Anders als viele meinen, sind sie nicht nur für erkrankte Menschen da. Es gibt ganz unterschiedliche Gruppen, kleine, privat organisierte oder größere von Dachverbänden. Auch viele An- und Zugehörige profitieren davon, sich unter Gleichgesinnten auszutauschen. In der Gruppe erleben Sie, dass Sie nicht allein sind, sondern andere in einer ganz ähnlichen Situation stecken und vor ähnlichen Herausforderungen stehen wie Sie. Allein das kann schon entlasten. Die Teilnehmenden wissen in der Regel sofort, wovon man redet und wie es ist, mit Krebs konfrontiert zu sein, und hegen keine Vorurteile. In dieser Runde fällt es vielen leichter, offen und ohne falsche Rücksichtnahme in Worte zu fassen, worüber sie in ihrem sozialen Umfeld lieber schweigen. Manchmal werden Fachleute zu bestimmten Themen zu den Treffen eingeladen, die Vorträge halten und anschließend für Fragen zur Verfügung stehen.

Bei den Gruppentreffen, in Selbsthilfevereinen, Internet-Foren oder Online-Chats können An- und Zugehörige einander zuhören, sich Rückhalt geben und gegenseitig Mut machen. Es hilft, aus erster Hand zu erfahren, wie andere mit typischen Problemen umgegangen sind und Herausforderungen gemeistert haben. Zudem tauschen die Teilnehmenden jede Menge Praxiswissen und wertvolle Alltagstipps. Oft haben sie unterschiedliche Erfahrungen mit Behandlungen, Ärzten und Therapeuten gemacht. Auch dieses Wissen können sie untereinander weitergeben. Die Gruppe bietet auch eine Chance, bei gemeinsamen Aktivitäten wieder mehr Lebensfreude zu erfahren, die Isolation zu überwinden und neue Freundschaften zu knüpfen. Darüber hinaus machen Selbsthilfeorganisationen und Patientenverbände sich für die Interessen der Betroffenen in der Gesundheitspolitik und der Öffentlichkeit stark. Für die häufigsten Krebserkrankungen gibt es bundesweit organisierte Gruppen.

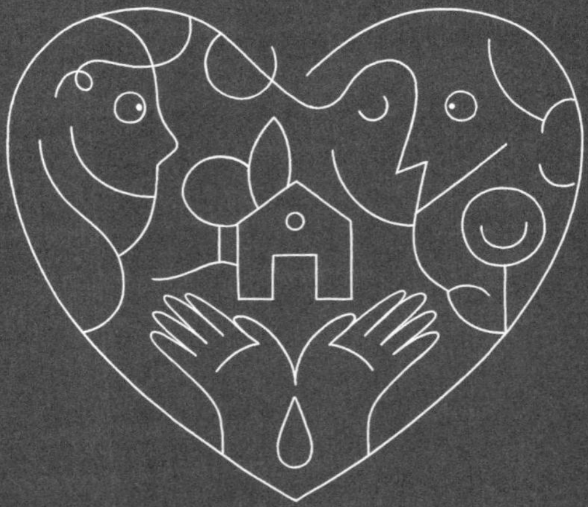

5

Hilfreiche Adressen und weitere Informationen

SERVICE

Ansprechpartner rund um Krebs

INFOS / BERATUNG

Stiftung Deutsche Krebshilfe

Telefon: 0228 / 72990-0
Internet: www.krebshilfe.de

Weiterführende Informationen: Die blauen Ratgeber: Hier finden Betroffene und Angehörige hilfreiche Materialien zu den Themen Krebstherapie, Prävention und Früherkennung.

INFONETZ KREBS - Informations- und Beratungsdienst

Telefon: 0800 / 80 70 88 77
E-Mail: krebshilfe@infonetz-krebs.de
Internet: www.infonetz-krebs.de

Krebsinformationsdienst des Deutschen Krebsforschungszentrums

Telefon: 0800 / 420 30 40
E-Mail: krebsinformationsdienst@dkfz.de
Internet: www.krebsinformationsdienst.de

Deutsche Krebsgesellschaft e.V.

Telefon: 030 / 322 932 90
E-Mail: service@krebsgesellschaft.de · Internet: www.krebsgesellschaft.de

Das Krebsportal

Telefon: 030 / 322 932 90
E-Mail: service@krebsgesellschaft.de · Internet: www.krebsgesellschaft.de

SELBSTHILFE / ERFAHRUNGEN TEILEN

NAKOS

(= Nationale Kontakt- und Informationsstelle zur Anregung und Unterstützung von Selbsthilfegruppen)

Telefon: 030 / 31 0189 60
E-Mail: selbsthilfe@nakos.de · Internet: www.nakos.de

Haus der Krebs-Selbsthilfe Bundesverband e.V.

Telefon: 0228 / 33 88 89-540
E-Mail: info@hausderkrebsselbsthilfe.de
Internet: www.hausderkrebsselbsthilfe.de

Junge Erwachsene mit Krebs

Telefon: 030 / 28 09 30 56 0
E-Mail: info@junge-erwachsene-mit-krebs.de
Internet: www.junge-erwachsene-mit-krebs.de

Deutsche Kinderkrebsstiftung

Telefon: 0228 / 6884 6- 0
E-mail: info@kinderkrebsstiftung.de · Internet: www.kinderkrebsstiftung.de

Familiencoach der AOK

Online Selbsthilfe-Programm zur Krankheitsbewältigung

Internet: https://krebs.aok.de

BRCA Netzwerk e.V.

Hilfe bei familiären Krebserkrankungen

Telefon: 0228 / 33 88 9-100
E-Mail: info@brca-netzwerk.de · Internet: www.brca-netzwerk.de

Rexrodt von Fircks-Stiftung für krebskranke Mütter und ihre Kinder
Telefon: 0201 / 507 511 70
E-Mail: kontakt@rvfs.de · Internet: www.rvfs.de

SOZIALES / FINANZEN / RECHT

Sozialverband Deutschland e.V.
Telefon: 030 / 72 62 22 -0
E-Mail: info@sovd.de · Internet: www.sovd.de

Verbraucherzentrale Bundesverband e.V.
Telefon: 030 / 25 80 00
E-Mail: info@vzbv.de · Internet: www.vzbv.de

Deutsche Rentenversicherung
Telefon: 0800 / 10 00 48 00
Internet: www.deutsche-rentenversicherung.de

Sozialverband VdK Deutschland Bundesverband
Telefon: 030 / 92 10 580- 0
E-Mail: kontakt@vdk.de · Internet: www.vdk.de

Bundesministerium für Arbeit und Soziales
Telefon: 030 / 221 911 008
E-Mail: info@bmas.bund.de · Internet: www.bmas.de

Härtefonds der Deutschen Krebshilfe
Telefon: 0228 / 72990-04
E-Mail: haertefonds@krebshilfe.de · Internet: www.krebshilfe.de/haertefonds

BESONDERE THEMEN

Deutsche Fatigue Gesellschaft e.V.
Telefon: 0221 / 93 115 96
E-Mail: info@deutsche-fatigue-gesellschaft.de
Internet: www.deutsche-fatigue-gesellschaft.de

Eat what you need e.V. in Kooperation mit dem Comprehensive Cancer Center am Klinikum der LMU München
Internet: www.was-essen-bei-krebs.de

Deutsche Gesellschaft für Ernährung e.V.
Telefon: 0228 / 3776-600
Internet: www.dge.de

Leitlinien zum Thema Krebs
Internet: www.leitlinien-programm-onkologie.de/

Medikamente: Beipackzettel, Wechselwirkungscheck
Internet: www.apotheken-umschau.de/medikamente/beipackzettel/

Palliative Versorgung
Internet: www.palliativ-portal.de
Internet: www.wegweiser-hospiz.palliativmedizin.de
Internet: www.hospizlotse.de

Pflege
Internet: www.pflege.de
Internet: www.pflegehilfe.org

Sachregister

Impressum

Apotheken Umschau:

Krebs |
Verstehen und achtsam begleiten

ISBN 978-3-927216-87-7
PZN: 19488725

1. Auflage 2024
Wort & Bild Verlag
Konradshöhe GmbH & Co. KG
Konradshöhe 1, 82065 Baierbrunn
Handelsregister: Amtsgericht München
HRA 44980 / USt-ID-Nr. DE 130750628

Geschäftsführer:
Andreas Arntzen (Vorsitzender),
Dr. Dennis Ballwieser, Jörg Mertens,
Jan Wagner
Chefredaktion: Dr. Dennis Ballwieser,
Julia Rotherbl, Tina Haase,
Stefan Schwaiger

Projekt- und Redaktionsleitung:
Beatrice Sobeck (Isartal Health Media
GmbH & Co. KG; IHM)
Autorin: Claudia Röttger
Lektorat: TextArt, Katja Rötzer
Fachliche Begleitung:
Deutsche Krebshilfe e. V.
Fachwissenschaftliche Redaktion:
Dr. Andreas Baum
Art Direction: Dominik Schwarz (IHM)
Satz: Joakim Kral; kralundkral.de
Bildredaktion: Dana Römhild-Fries
(IHM), Stephanie Wiegand (IHM)
Schlussredaktion:
Schlussredaktion.de GmbH
Bildbearbeitung: Olaf Schnee
Produktion: Angelika Emmert

Druck: Grafisches Centrum
Cuno GmbH & Co. KG,
Gewerbering West 27,
39240 Calbe (Saale)
– gedruckt im Ultra HD Print®

MIX
Papier aus verantwortungsvollen Quellen
FSC® C043106

Druckprodukt mit finanziellem
Klimabeitrag
ClimatePartner.com/13493-2408-1020

Vertrieb:
Edel Verlagsgruppe GmbH
Neumühlen 17
22763 Hamburg
Germany

Hinweis: Die Ratschläge in diesem Buch wurden sorgfältig erarbeitet und geprüft. Erkrankungen gehören in ärztliche Behandlung. Das Buch kann daher keinen ärztlichen Rat ersetzen.

Bildnachweise:
Illustrationen Umschlag und Innenteil:
Dirk Schmidt
S. 5 Porträt: Deutsche Krebshilfe
S. 7 Porträt: W&B/Philipp Nemenz